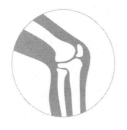

增生性膝关节炎的
非手术疗法

（第 2 版）

主 编　李平华
　　　　张卫华

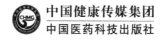

中国健康传媒集团

中国医药科技出版社

内容提要

本书为防治增生性膝关节炎的小册子，介绍了膝部的解剖与生理，增生性膝关节炎的病因病机、检查、诊断、鉴别诊断、药物治疗、针刺、小针刀、穴位注射、封闭、物理、推拿疗法等内容，功能锻炼及预防。本书内容简明，图文并茂，可读性强，适合基层医务人员及增生性膝关节炎患者阅读参考。

图书在版编目（CIP）数据

增生性膝关节炎的非手术疗法 / 李平华，张卫华主编 . — 2 版 . — 北京：中国医药科技出版社，2018.9
　　ISBN 978-7-5214-0561-3

　　Ⅰ . ①增… 　Ⅱ . ①李… 　②张… 　Ⅲ . ①膝关节—关节炎—诊疗　Ⅳ . ① R684.3

中国版本图书馆 CIP 数据核字（2018）第 265187 号

美术编辑　陈君杞
版式设计　也　在

出版　**中国健康传媒集团** | 中国医药科技出版社
地址　北京市海淀区文慧园北路甲 22 号
邮编　100082
电话　发行：010-62227427　　邮购：010-62236938
网址　www.cmstp.com
规格　880×1230mm $\frac{1}{32}$
印张　8 $\frac{1}{8}$
字数　155 千字
初版　2013 年 10 月第 1 版
版次　2018 年 9 月第 2 版
印次　2018 年 9 月第 1 次印刷
印刷　三河市双峰印刷装订有限公司
经销　全国各地新华书店
书号　ISBN 978-7-5214-0561-3
定价　**36.00 元**

编 委 会

再版前言

　　本书自 2013 年出版发行以来，由于内容简明实用受到读者的欢迎，同时读者来信也反映了部分不足之处，提出了一些修订意见，并且随着医疗水平的发展，我们对本病的认识、治疗方法也有所发展，疗效有所提高，为了满足读者的要求，我们吸收了部分修订意见，进行了修订。

　　本次修订的内容：

　　1. 增补了病因病机方面的内容，以帮助读者认识本病。

　　2. 增补了部分中成药、西药，增加了皮内针、埋线、手足三针、八字针灸、筋针、小周天、热敏灸等疗法。

　　3. 修订了原版的一些错误。

　　4. 完善了某些叙述。

　　通过修订，我们认为，本书的质量有了较大提高，内容更加新颖实用，更具可读性，但由于我们水平有限，其中错误不足之处在所难免，敬请同道、广大读者批评指正。

编者

2018 年 8 月

前言

　　增生性膝关节炎为中老年人临床常见病、多发病，女性、肥胖者较为多见，并随着年龄增大，发病率逐渐增高，病情也较严重，严重地影响了中老年人的工作和生活，晚期的畸形也影响老年人身体的美观。

　　我们运用中西药物、针刺、小针刀、穴位注射、封闭、理疗、推拿等选择性综合保守治疗，多可取得较好疗效，使临床症状短期内消失，患者较为满意，并且这些方法简便易学，适于基层医务人员及增生性膝关节炎患者阅读参考。但本病尤其是晚期重症患者，易于复发，防止复发也是治疗本病的重要环节，故我们加了功能锻炼及预防一节，以期取得较长疗效。对于极少数畸形重症患者，需手术治疗者，则不在本书之列。

　　虽然我们治疗增生性膝关节炎积累了一些经验体会，进行了归纳、整理、总结，但由于我们水平有限，本书难免有不完善、不成熟，甚至错误的地方，敬请广大同道和读者批评指正。

编者

2013 年 4 月

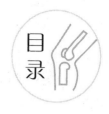

目录

第一章　膝部的解剖与生理

　　增生性膝关节炎也称膝关节骨性关节炎，又叫退行性膝关节炎，是一种慢性关节疾病，它的主要改变是关节软骨面的退行性改变和继发性的骨质增生。骨性关节炎，实际并非炎症，主要为退行性改变，属关节提前老化，特别是关节软骨的老化。增生性膝关节炎代表着关节的衰老，故称之为老年性关节炎，广义的骨性关节炎还包括其他一些无菌性关节炎疾患，增生性膝关节炎中医称为膝痹，即膝部痹阻疼痛，是膝部痹阻不通或痹而不仁之意，经络气血被风寒湿等邪闭阻，不通则痛，而为膝关节疼痛之病症。

　　膝位居下肢的中枢，膝关节是人体最完美复杂的关节，也是人体中负重多且运动量大的关节，这就决定了膝部易于损伤，骨骼、软骨、肌肉、肌腱、韧带、滑膜等受到损伤，产生膝部疼痛、肿胀等病症，长期损伤、姿势不良等，使膝部钙化、骨化，出现骨质增生，形成增生性膝关节炎，本病为中老年的常见病、多发病，严重地影响了患者的生活和工作，为了更好地诊断、治疗和预防增生性膝关节炎，首先必须熟悉膝部的解剖和生理。

一、膝部骨骼及作用

膝关节为人体内较大而复杂的关节，由股骨下端、胫骨上端及髌骨组成，根据构成膝关节三骨的关节面，膝关节可认为是以下三个关节组成的复合关节，股骨外侧髁与胫骨外侧髁组成的关节，股骨内侧髁与胫骨内侧髁组成的关节，髌骨与股骨组成的关节。膝关节的功能为负重，传递载荷，并参与小腿的活动，膝关节伸直时，具有最大的稳定性，屈曲时又可多个方向活动，具有相当的灵活性，以保证下肢功能活动的完成。

（一）股骨下端

股骨下端粗大并且旋转，有两个突向下后的膨大，内侧的称为内侧髁，外侧的称为外侧髁，两髁后面之间的深窝称为髁间窝，内侧髁侧面的最高突起处称为内上髁，内侧髁上方的小突起为收肌结节，为大收肌腱的止点，其后面的粗糙部位为胫腓侧副韧带附着处，其后上面的三角形隆起为腓肠肌内侧头的附着处。外侧髁侧面的最高突起处为外上髁，外上髁较小，其下有一深沟，称腘肌沟，为腘肌腱经过处，腓肠肌外侧头起于外上髁后上，腘肌腱起于前下，腓侧副韧带位居其间。髁的前下后面都是光滑的关节面，髁关节面在前呈弓形，形成矢状位的浅凹，称髌面或滑车，与髌骨后面的软骨相关节，当小腿伸直时，能容纳髌骨，股骨外侧髁的位置及向前突出的特点是阻止髌骨向外脱位的最好屏障。股骨内侧髁横径较外侧髁长，纵径(前后径)较外侧髁短，内侧髁关节面较外侧髁长且低，外侧髁的长轴与矢状面基本一致，内侧髁长轴与矢状面约成22°角，由两髁关节面画一线，与股骨的轴线在内侧相交成 100° 角，称股内角。股骨髁间窝沟为腘窝之底，其骨皮质厚且粗糙，有两个压迹，膝交叉韧带附着其上，前交叉韧带附于外髁内面的最后部，后交叉韧带附于内髁外面的后部，髁间窝与腘底平面之间有一髁间线，有腘斜韧带及关节囊附着。股骨内、外侧髁软骨节面与胫骨上端相关节。

（二）胫骨上端

胫骨上端向两侧膨大而成为胫骨髁，内侧的为内侧髁，外侧的为外侧髁，内侧髁有胫侧副韧带、股薄肌、半腱肌、缝匠肌、比目鱼肌附着，外侧髁为部分胫骨前肌附着，内外侧髁上面全是关节面称为胫骨平台，略向后倾斜，与股骨内面的关节面相关节，胫骨内侧髁的关节略呈椭圆形，外侧髁则较小而圆，胫骨髁两关节之间的骨质粗糙，其向上突起部分为髁间隆起，又称胫骨棘、髁间结节，内侧的称为内侧髁间结节，外侧的称为外侧髁间结节，为前后交叉韧带的止点及半月板附着处，是骨质增生的好发部位，髁间结节的前方为髁间前窝，后方为髁间后窝，内、外侧髁前面下侧有一三角形较大隆突，叫胫骨粗隆，又称胫骨结节，为胫骨前缘的最高点，是髌韧带的附着点，髌韧带下有髌下深囊，胫骨外侧髁外下面有一小而平坦的关节面即腓关节面，与腓骨小头构成胫腓关节，不与膝关节相通。胫骨后面上部有一微线，为比目鱼肌线，有部分比目鱼肌及腘筋膜附着。

（三）髌骨

髌骨为全身最大的籽骨，略成三角形，被包于股四头肌腱

内，全骨扁平，上宽下尖，上宽广而厚称髌骨底，下方为髌骨
尖，前面粗糙，后面为光滑的关节面(图 1-1)，与股骨髌面相关
节，中间有一纵嵴，与股骨滑车的凹陷相适应，防止髌骨内外滑
动，并将髌骨关节面分为内外两部分，内侧较窄厚小，外侧较宽
广，内外侧部分又被两横嵴分为上、中、下三个小关节面，加
上最内侧垂直面小区，使髌骨的关节面分成七个小关节面，这
与髌骨围绕股骨滑车转动时彼此相适应，伸膝 30° 时，下部两
小区与股骨滑车相接触，60° 时，中两小区接触，90° 时，上两小
区接触，100° 或以上时，髌骨内侧纵行小区与股骨滑车相接触。
关节面多而小，可以减少摩擦，对运动有利。髌骨下端通过髌
韧带连于胫骨结节，髌骨的血管孔主要位于髌骨前面上、下四
分之一区域内，位于骨面垂直沟内，孔口呈纵向椭圆形，后面
的血管孔或分散于整个非关节面的骨面上，或分布于内侧关节
面的下缘附近，髌骨没有骨膜包裹，髌底有股直肌、股外侧肌
腱附着，为骨质增生的好发部位，股内侧肌的肌纤维及腱膜及
髌骨内、外侧支持带附着于髌骨的侧缘，参与构成关节囊。髌
骨具有增加股四头肌力距、改变牵引方向、提高股四头肌作用
效应、保护膝关节的稳定性和增加膝的旋转度的作用。

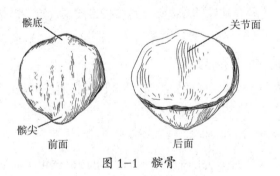

图 1-1　髌骨

（四）腓骨上端

腓骨上端又叫腓骨小头，稍膨大，成锥形，其内上方有腓骨小头关节面与胫骨关节面相接。小头的尖端叫腓骨小头尖，有腓侧副韧带及股二头肌肌腱附着，头的下端缩窄处称腓骨颈，有腓总神经绕过，易于损伤。腓骨上端虽不参与膝关节的构成，但对膝关节的稳定性起重要作用。

二、膝部肌肉及作用

（一）伸膝肌组

伸膝的肌肉有股四头肌、阔筋膜张肌等。

1. 股四头肌

为大腿最粗大的肌，覆盖于大腿前侧、内侧、外侧，分为股直肌、股内侧肌、股外侧肌、股中间肌四个部分，各肌均有单独的起点，在下部融合成一坚强的股四头肌腱，止于髌骨，并向下延长为髌韧带，该肌由 L_{2-4} 脊神经股神经支配。

（1）股直肌　位于大腿前方前层中央，起于髂前下棘，为股四头肌中唯一的一个跨过髋关节的肌肉，屈膝时，其下端显圆形隆起，与其他三肌共同形成股四头肌腱。

（2）股内侧肌　位于大腿的前内侧部，为大而扁平肥厚的肌肉，起于股骨后方粗线的内侧唇，外缘与肌中间肌相融合，下端发一扩张部，至膝的内侧，股内侧肌远端较突出，收缩时较明显。

（3）**股中间肌**　位于股直肌深面，为一扁平肌，其侧缘外与股外侧肌，内缘与股内侧肌密不可分，起于股骨前面，肌纤维由后上向前下，紧贴股骨下行，一部分形成股四头肌腱，一部分深部纤维向下止于膝关节及髌骨上缘，形成膝关节肌。

（4）**股外侧肌**　位于股直肌的外侧，为一大而扁平坚韧的肌肉，是四肌中最宽阔者，起于粗线外侧唇及股骨前面上部向下，外侧被一广阔的腱膜覆盖，内缘遮蔽股中间肌，并与其融合。

股内、外侧肌、股中间肌向下合于一处与股直肌集中形成股四头肌腱，止于髌骨上，为骨质增生好发部位，并将髌骨包埋其中，向下延续成为髌韧带，止于胫骨结节，股内、外肌附加纤维向下延伸至胫骨内、外侧髁，移行为髌内外侧支持带。

股四头肌的作用为伸膝，是主要的伸膝肌，与髌骨、髌韧带一起统称为伸膝系统。最后的伸膝动作，尤其是最后的 $10° \sim 15°$ 主要由内侧肌完成，股内侧肌牵拉髌骨向内上，以防止向外滑脱，股直肌除伸膝外，还有辅助屈髋的功能，股四头肌还能协助韧带保持膝关节的稳定。

2. 阔筋膜张肌

位于大腿外侧上部，起于髂前上棘，向下移行为髂胫束，止于胫骨外侧髁，部分纤维移行为髌外侧支持带，还有部分止于腓骨小头及膝关节囊，作用为紧张髂胫束，伸膝屈髋，由 $L_{4\sim5}$ 脊神经的臀上皮神经支配。

（二）屈膝肌

屈膝肌主要有股二头肌、半腱肌、半膜肌、缝匠肌、股薄肌、腓肠肌和跖肌组成。

1. 股二头肌

位于大腿后面外侧，有长短两个头，长头起于坐骨结节上部的下内压迹，短头起于股骨嵴，两头相合向下经膝关节后外侧止于腓骨小头，作为腘窝的外侧界。股二头肌具有屈膝、伸髋的作用，并能使已屈的小腿旋外，股二头肌由 L_4~S_2 脊神经支配。

2. 半腱肌

位于股二头肌的内侧，肌腱圆细而长，几乎占肌的一半，起于坐骨结节，经膝关节之后内侧，向下止于胫骨粗隆的内侧面。半腱肌有屈膝、伸大腿的作用，并使已屈的小腿旋内，由 L_4~S_1 脊神经的胫神经分支支配。

3. 半膜肌

位于半腱肌的深面，以扁薄的腱膜起自坐骨结节的上外压迹，其肌腱几乎占肌长的一半，向下经膝关节后内侧止于胫骨内髁及后内侧，共5个止点，前束及直束止于内侧，胫骨后内侧的止点向外上方反折形成腘斜韧带，终于腓肠肌外侧头的起点处，后方有两个止点其中之一附着在内侧半月板后角及后关节囊。半膜肌的作用为屈膝伸大腿，并使已屈的小腿旋内，由 L_4~S_1 脊神经的胫神经分支支配。

4. 缝匠肌

为人体最长的肌，位于大腿前、内侧，起于髂前上棘，斜向内下方，至下端变为一扁平薄腱，越于股薄肌、半腱肌的浅面，止于胫骨粗隆的内侧及胫骨前缘上端的内侧。缝匠肌的作用为协助屈膝、内旋小腿，并有屈大腿的功能，由 $L_{2\sim3}$ 脊神经的股神经支配。

5. 股薄肌

位于大腿内侧，上端粗大，以宽而薄的肌腱起于耻骨弓，下端细薄，位缝匠肌与半膜肌之间，止于胫骨内侧髁。股薄肌的作用为协助屈膝，并能内收大腿，由 $L_{2\sim4}$ 脊神经的闭孔神经支配。

6. 腓肠肌

位于小腿后侧，深筋膜与后筋膜隔之间，有内外两个头，内侧头起于股骨内侧髁，外侧头起于股骨外侧髁的压迹近侧端，两头在膝关节以下会合，为腘窝的下界，下行在小腿中部与比目鱼肌会合，向下延续，共同组成跟腱，止于跟骨结节。腓肠肌的作用是在不负重的情况下，协助屈膝、上提足跟，内、外侧头可内、外旋小腿，直立时，还参与强固膝关节，由 $L_4\sim S_2$ 脊神经的胫神经支配。

7. 跖肌

位于腘部和小腿后侧，起于股骨外上髁上缘及膝关节囊，位于腓肠肌外侧头与比目鱼肌之间下行，止于跟腱的内侧，跖肌的功能是参与膝关节屈曲，由 L_4、S_2 脊神经胫神经支配。

（三）旋转肌

腘肌 位于膝关节后面，起于胫骨上端的后面，斜向外上，经膝关节囊后外上方进入关节，在关节囊纤维层与滑膜层之间向前上行，与外侧半月板交叉，止于股骨外上髁，腘肌的作用为内旋小腿，亦可协助屈膝，屈膝负重时，协助后交叉韧带防止股骨在胫骨平台上向前滑，由 S_2 脊神经支配。

半腱肌、半膜肌、股薄肌、缝匠肌、腓肠肌内侧头等在屈膝位内旋小腿，股二头肌、阔筋膜张肌在屈膝位外旋小腿。

膝部的肌肉归纳为表 1-1。

表 1-1　与膝关节运动有关肌肉

肌群	名称		起点	止点	作用	神经
伸膝肌	股四头肌	股直肌	髂前下棘	股四头肌腱、止于胫骨结节	伸膝协屈髋	股神经 L_2~L_4
		股内侧肌	股骨后方粗隆内侧唇	股四头肌腱、止于胫骨结节	伸膝、协屈髋、防髌骨滑脱	股神经 L_2~L_4
		股外侧肌	粗线外侧唇股骨前面	股四头肌腱、止于胫骨结节	伸膝、协屈髋	股神经 L_2~L_4
		股中间肌	股骨前面	股四头肌腱、止于胫骨结节、膝关节髌骨上缘	伸膝、协屈髋	股神经 L_2~L_4
	阔筋膜张肌		髂前上棘	胫骨外髁、腓骨小头、膝关节	伸膝、屈髋	臀上皮神经 L_4、L_5
屈膝肌	股二头肌		长头坐骨结节、短头股骨嵴	腓骨小头	屈膝、伸髋、旋外	股神经 L_4~S_2
	半腱肌		坐骨结节	胫骨粗隆内侧	屈膝、伸大腿、旋内	股神经 L_4~S_1
	半膜肌		坐骨结节、上外压迹	股骨内侧髁	屈膝、伸大腿、旋内	股神经 L_4~S_1
	缝匠肌		髂前上棘	胫骨粗隆内侧胫骨前缘上端内侧	屈膝、旋内	股神经 L_2~L_3

续 表

肌群	名称	起点	止点	作用	神经
	股薄肌	耻骨弓	胫骨内侧髁	屈膝、内收大腿	闭孔神经 $L_4\sim S_2$
屈膝肌	腓肠肌	内侧头：股骨内侧髁；外侧头：股骨外侧髁压迹	跟骨结节	屈膝、上提跟骨、参与内外旋	胫神经 $L_4\sim S_2$
	跖肌	股骨外上髁、膝关节	跟腱内侧	参与屈膝	胫神经 $L_4\sim S_2$
旋转肌	腘肌	胫骨上端后面	股骨外上髁	内旋小腿、协助屈膝	胫神经 S_2

三、膝部韧带

组成膝关节的股骨下端、胫骨上端及髌骨等骨骼主要依靠膝关节周围及关节内坚强柔韧的韧带来维系，韧带具有维持膝关节稳定、调节膝关节运动、防止发生非生理性活动的功能，膝部的韧带主要有内、外侧副韧带，十字交叉韧带，髌韧带，内、外侧支持带，腘斜韧带，腘弓韧带，膝横韧带，半月板股骨前韧带，半月板腓侧韧带等。

1. 内侧副韧带

又称胫侧副韧带，位于膝关节内侧，呈扁三角形宽而坚韧，基底朝前，尖部朝后，其前侧与髌内侧支持带愈合，后部与关节囊及内侧半月板愈合，可分为前纵部、后上斜部、后下斜部三部分，前纵部又分为浅深两层，深层较短，起于股骨内上髁，止于胫骨上端内面和关节边缘，成为关节囊的一部分，内侧紧附于内侧半月板上；浅层较长，起于股骨内收肌结节附近，止于胫骨上端内侧面，覆盖于深层之外，浅层与胫骨间有一滑囊，可保持关节伸屈时韧带的前后滑动，后上斜部起于前纵部浅层上端的后缘，斜向后走行，止于内侧半月板的后内缘，后下斜部起于前纵部下端后缘，斜向后上，跨过半膜肌腱和后上斜部同止于胫骨内侧髁后缘，并附于内侧半月板后缘，内侧副韧带的紧张度随膝关节伸屈位置而改变，膝关节完全伸直，全部韧带紧张，半屈位时，全部松弛，完全屈曲时，前纵部紧张，后上、下部弛缓，因此，膝关节完全伸直、完全屈曲时较为稳定。内侧副韧带有保持膝关节稳定、调节膝关节活动、防止小腿外展的作用。内侧副韧带在膝关节屈伸时向前或向后滑动，其中部纤维有时发生滑动、扭转、卷曲，在胫骨与韧带之间有时发生摩擦，如遇外伤或慢性劳损，这些部位更易发生损伤，刺激附近脂肪、血管、神经、滑膜囊等，引起局部出血、炎症、疼痛，日久则可产生粘连，缠绵难愈，因此内侧副韧带为膝部损伤的好发部位。

2. 外侧副韧带

又称腓侧副韧带，位于膝关节外侧，为索状坚韧而窄的纤维束，分深浅两层，浅层为外侧副韧带的主要部分，一般外侧副韧带即是指浅部，为一长约5cm的圆索，起于股骨外上髁，向下后方，止于腓骨头尖稍前。深层为关节伸展部，其深部被滑膜包围的腘肌腱穿过，将韧带与外侧半月板分开，故外侧副韧带不与半月板相连。股二头肌腱行于外侧副韧带深浅两层之间，于止点腓骨茎突部被韧带浅层分为内外两段。外侧副韧带完全伸直最为紧张，屈曲时松弛，由屈曲变伸直逐渐变为紧张。其功能是加强膝关节稳定，防止小腿内收、过伸。外侧副韧带较内侧副韧带损伤少，但遇外力过度或长期慢性劳损，也可发生损伤，出现肿胀、疼痛等。

3.十字交叉韧带

又称膝交叉韧带，位于膝关节囊内股骨髁间窝中（图1-2），分前后两条，即前、后十字韧带，前交叉韧带起自胫骨髁间隆起的前部及外侧半月板前角，斜向后外上方，呈扇形止于股骨外侧髁内侧面的后部，膝完全伸直时，前交叉韧带为髁间切迹前外侧部分的补充切迹所容纳。后交叉韧带起于胫骨髁间隆起后部，斜向内上前方，呈扇形止于股骨内髁外侧面的前部，后交叉韧带较前交叉韧带短而坚韧，居其后内侧。膝关节由伸到屈，前交叉韧带紧张度从其前部向后转移，后交叉韧带则由后向前转移，这样膝关节无论在什么伸屈位置，都能保持一部分韧带紧张，一部分松弛，有利于膝关节的稳定。十字交叉韧带对维持膝关节各个方位的稳定起着制导作用。前交叉韧带防止胫骨向前移位或股骨向后移动，同时能制止膝关节过分伸直。后交叉韧带防止胫骨向后移动，股骨向前移动，限制过伸。二者皆能防止小腿的旋转和侧向活动。十字交叉韧带在过度屈伸、旋转等情况下遇过度外力或积累慢性刺激，

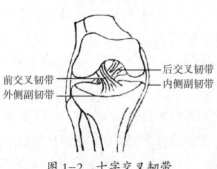

前交叉韧带
外侧副韧带
后交叉韧带
内侧副韧带

图1-2 十字交叉韧带

皆可发生损伤。

4. 髌韧带

位于膝关节前部，为股四头肌的延续部分，上方起自髌尖和髌关节的下方，向下止于胫骨结节。髌韧带为全身最强大的韧带之一，其前面有 3~5 层疏松结缔组织，构成腱周，有利于滑动摩擦，髌韧带后面是脂肪垫，其下端后面与胫骨上端前面之间，是髌韧带下囊，为恒存在的大囊，有利于髌韧带的活动。髌韧带作为伸膝装置的一部分，对于伸膝活动、固定髌骨、稳定关节、加强膝关节囊等起着重要作用。髌骨尖、髌骨底处髌韧带为张力较大的部位，髌骨尖沿髌韧带方向为老年人骨质增生的好发部位，也是老年性骨质增生症的常见疼痛、压痛部位。其下端亦为张力较大部位，青少年期间由于剧烈运动损伤，影响了胫骨骨骺的血液供应，引起骨骺部分坏死，使胫骨结节部增生、肿胀、疼痛，即胫骨结节骨软骨炎。

5. 髌内外侧支持带

又称髌副韧带，为一坚韧有力的支持结构，是髌股内外侧肌的延续，分内、外两部分，内侧的为内侧支持带，外侧的为外侧支持带，内侧支持带为股内侧肌肌腱的一部分，起自股内侧肌肌腱和髌底，沿髌韧带内侧向下，止于胫骨上端内侧面。外侧支持带为股外侧肌腱的一部分，起自股外侧肌腱和髌底，沿髌韧带外侧向下，止于胫骨上端的外侧面，外侧支持带的外侧与髂胫束愈合。髌支持带分浅深两层，浅层构成髌内、外侧垂直支持带，连接髌骨两侧和胫骨，髌外侧垂直支持带附着于胫骨髁表面的结节，髌内侧垂直支持带附着于胫骨内侧面，在浅层的深面有深层支持带，为水平支持带，连接髌骨两层和胫骨。在支持带的浅面为膝部固有筋膜，是股内外侧肌腱向远端的延续，止于胫骨内外髁，形成髌内外斜束支持带，有时可增厚形成索条，可发生弹响，以外侧多见。髌内外侧支持带作为膝关节伸直装置，有固定髌骨、稳定膝关节、参与伸膝活动等作用。髌内外支持带由于膝关节周围软组织运动协调失衡发生损伤，或由于自身外伤、劳损发生损伤，形成无菌炎症、粘连，出现疼痛等，也为增生性膝关节炎常见疼痛部位。

6. 腘斜韧带

位于膝关节后面，为半膜肌腱的反折延续部分，起自胫骨内侧髁后面，沿关节囊后部斜向外上方，止于股骨外上髁，部分纤维与关节囊后壁纤维愈合。腘斜韧带有加强股胫间的稳定、制止膝关节过分伸直、加强膝后部关节囊、保护腘窝内神经、血管的功能。其因损伤而挛缩、粘连，可压迫腘窝内的血管和神，导致小腿后侧的感觉异常，可形成不安腿综合征等病证。

7. 腘弓韧带

位于膝关节后外侧，起自腓骨小头后面及胫骨外侧髁的边缘，几乎呈水平斜向后上方，分两部，前部与腓肠肌的外侧头愈合，后部附于股骨外上髁的后面。其功能为增强膝关节囊后部，稳定膝关节等。

此外还有膝横韧带、半月板腓侧韧带、半月板股骨前韧带等。

膝关节的内、外、前、后侧关节囊和十字交叉韧带共同构成韧带关节囊网，是维持膝关节稳定的基本条件，既可限制膝关节的活动范围，又可引导膝关节按一定规律运动，运动时韧带受到张力，反射性地引起相应肌肉收缩，限制膝关节活动，如肌肉控制失效，只有韧带被动机械性限制作用，因此膝关节的稳定、韧带的限制作用既与有关肌肉协同，韧带组合之间也相互协同。如表(1-2)。

表 1-2　膝关节主要稳定因素

稳定因素	前侧结构	内侧结构	外侧结构	后侧结构
动力因素	股四头肌	缝匠肌、股薄肌、半腱肌、半膜肌	股二头肌、腘肌	腓肠肌、腘肌
静立因素	髌骨、髌韧带、内外侧支持带	胫侧副韧带、关节囊	腓侧副韧带、髂胫束	腘斜韧带、腘弓韧带

四、半月板

半月板是位于膝关节内股骨与胫骨关节面之间的半月形软骨板，有两块，分别称为内侧半月板和外侧半月板(图 1-3)。内侧半月板较大，呈 C 型或半圆形，两端距离较远，前角薄而尖，附着于髁间前区，位于前交叉韧带及外侧半月板前角的前方，后角附着于髁间后区，位于外侧半月板后角及交叉韧带附着点之间，内侧半月板前窄后宽，边缘肥厚，愈接近中央凹缘愈薄，中央最薄，尤以前部显著。外侧半月板几乎为圆形，较内侧半月板小而略厚，外侧有一沟，腘肌腱将外侧半月板与腓侧副韧带分开，外侧半月板前后角距离较远，分别附着于胫骨髁间前后区，前角附着于胫骨棘外侧髁间结节的前方，在前交叉韧带之后，后角附着于胫骨棘外侧髁间结节的后方，位于内侧半月板附着点之前，以其后端发出一坚强斜行纤维束附着于股骨内侧髁，与后交叉韧带相贴，在其前或后，分称为半月板股骨前后韧带，是外侧半月板仅有的附着部分，所以外侧半月板与股骨的关系密切。内、外侧半月板不仅形状、大小、宽度及附着点不同，其与关节囊的关系也有区别，内侧半月板与关节囊紧密相连，因此在外伤时较易破裂，外侧半月板与关节囊之间隔以腘肌腱，活动较自如，损伤几率小。半月板为纤维软骨盘，仅外表覆以薄层纤维软骨，其内部为混有大量弹性纤维的致密胶原纤维，比较脆弱，两端排列较松，其排列方式使半月板具有更大弹性，以抵抗压迫，半月板的外侧借冠状韧带疏松附着于胫骨髁的边缘，冠状韧带周围与关节囊的纤维紧密相连，在两个半月板的前缘，有呈圆索横行连结的膝横韧带。

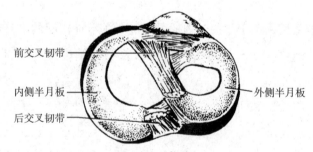

图 1-3 半月板

半月板由膝关节血管支获得血供，有紧邻半月板周围结缔组织几个小血管供给，分布在半月板部的边缘表面及角部，故周围部分血供较好，中央部位及凹缘无血管，营养来自滑液。

半月板是稳定膝关节复杂结构中不可缺少的部分，但必须与相关肌肉、韧带形成一个整体，共同协助维持稳定，其功能主要有：保护胫骨髁、股骨的关节面，吸收向下传达的震荡，填充胫股髁间，防止移位，调节关节内压力，使压力保持平衡，限制活动，防止股骨在胫骨上过度前后、侧向活动等。

正常情况下，半月板随关节活动而滑动，如果小腿或股骨作过度不适的动作，或由于半月板不能跟着滑动，而被挤压在两关节面之间，可造成半月板的不同程度损伤，出现膝部疼痛、活动加重等。

五、膝关节囊及其滑膜、滑膜囊

(一)膝关节囊

膝关节囊宽大、松弛、薄而坚韧，分为前、后、内、外四壁，前壁为股四头肌腱、髌骨、髌韧带，外侧壁的上缘附着于股骨外侧髁关节边缘的上方，下缘附着在胫骨外侧髁关节面下缘，内侧壁的上缘附着在股骨内侧髁关节面的边缘，下缘附着在胫骨内侧髁关节面下缘，后壁最短，上缘附着在股骨髁间线，下缘附着在胫骨髁间窝后缘。股骨的骨骺线除两侧部分外均位于关节囊内，胫骨骨骺线则位于关节囊外。膝关节囊由纤维层和滑膜层构成，滑膜层面积远超过纤维层。膝关节囊对保护膝关节起重要作用，但对膝关节稳定无多大作用，伸膝时，膝关节之所以稳定，是由其韧带、肌肉来维持。

（二）滑膜

膝关节的滑膜较为发达，滑膜面积为全身最大者，起于关节软骨的边缘，然后反折于关节囊纤维层的内面，滑膜的上端在前面超过股骨远端的关节面，上端与髌上囊相通，两侧超过股骨髁关节面，外侧向下降至股骨外上髁腘肌腱及腓侧副韧带附着点以下，围绕腘肌腱形成滑膜突起，后部达于腓肠肌的起点，与半膜肌腱及腓肠肌内侧头间的滑膜囊相交通，但后部的髁间窝在滑膜之外，在膝关节后部，膝交叉韧带也包绕于滑膜形成的双层皱襞内，作为关节内滑膜外结构。

膝关节囊的滑膜层大于纤维层，决定了滑膜层或褶成皱襞，或以纤维层的薄弱处突出成为滑液囊。

膝关节囊的滑膜层于髌骨下方的两侧向后突入关节腔内，形成一对滑膜皱襞为翼状皱襞，两侧的翼状皱襞向上方逐渐愈合成一条带状皱襞为髌滑膜襞，经关节腔斜达股骨髁间窝的前缘，在胫骨上端和髌韧带之间的三角形空隙内，充满脂肪组织为髌下脂肪垫，将膝关节囊的纤维层与滑膜层分开，属关节内滑膜外结构，起填充空间、滑润关节的功能，并能防止摩擦和刺激、吸收震荡。脂肪垫如遇外伤、劳损等原因，可引起膝关节的肿胀、疼痛等，为增生性膝关节炎的疼痛部位。

膝关节滑膜腔分为髌部、内外髁部，膝关节腔本身的容量不大，但由于滑膜构成许多囊状隐窝，使体积增大，其中五个位于关节腔前面，四个位于关节腔后面，最大的为前上隐窝，由滑膜在股四头肌腱后面移行于股骨而构成，与髌上囊相通。

滑膜有着重要的作用，为膝部重要的散热组织，其分泌的滑液对关节、肌腱、韧带等起润滑和营养的作用。

滑膜内有感觉神经末梢，当滑膜或滑膜皱襞因外伤、劳损、炎症等发生水肿、增厚，就会失去弹性，导致纤维化，即为关节滑膜皱襞综合征等，表现为膝部疼痛、肿胀等。

（三）滑膜囊

膝部的滑膜囊为滑膜层穿过纤维层的囊状突出，数目很多，以适应膝部肌腱多、运动量大的特点，其分泌的滑液起润滑作用，以减少肌腱、韧带等之间的摩擦，利于其运动。常见的滑膜囊有髌上囊、髌前皮下囊、髌下皮下囊、髌下滑囊、股二头肌腱下囊、腘肌囊、鹅足囊、半膜肌囊等。

1. 髌上囊

为膝部最大的滑膜囊，位于髌底的上方及股四头肌腱内面（图1-4），儿童时期为独立的滑膜囊，与关节不交通，成年后通常与膝关节滑膜腔广阔相通，可视为关节腔的一部分，髌上囊上端可达髌底上方7~8cm，位于股四头肌腱与股骨之间，囊前壁紧贴股四头肌腱的中央部，两侧借少量脂肪与股内肌和股外侧肌相贴，后方借脂肪垫覆于股骨前面，囊的上缘和两侧接受少许来自股四头肌的

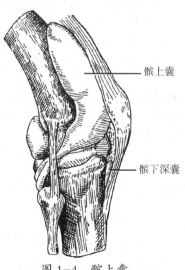

髌上囊

髌下深囊

图1-4　髌上囊

迷离肌束，可向上牵引髌上囊。做浮髌试验时，应从上往下挤压此囊，以便使滑液流入关节腔内。髌上囊为膝部滑囊炎的好发部位，多因外伤、劳损而致，引起膝部肿胀、疼痛、活动障碍等，也是增生性膝关节炎的好发部位。

2. 髌前皮下囊

位于髌骨前方的深层皮下组织内，在髌骨的前面、髌韧带与皮肤之间，与关节不交通，有时可高过髌骨，位于股四头肌腱前方，膝关节伸直时，髌骨前皮肤甚为松弛，屈膝时，松弛的皮肤变得紧张，髌前皮下囊的位置有深浅不同，有时位于阔筋膜的深面与股四头肌腱之间，称髌前筋膜下囊，有时位于股四头肌腱覆盖髌骨上的部分与髌骨骨膜之间，称髌前腱下囊，髌前皮下囊的作用使髌前的皮肤自由活动，免受摩擦。髌前区在日常生活中易遭受摩擦，且髌前皮下囊位置较浅，可因摩擦刺激过多而肿大，引起滑膜囊炎。

3. 髌下皮下囊

位于胫骨结节下半与皮肤之间，作用为减少胫骨结节与皮肤之间的摩擦，利于其运动。

4. 髌下深囊

位于髌韧带深面与胫骨之间，是恒定的大囊，与关节不交通，作用是利于髌韧带的活动，减少其摩擦。

5. 股二头肌腱下囊

位于股二头肌腱附着点与外侧副韧带之间，作用是减少股二头肌腱与外侧副韧带的摩擦，利于其运动。

6. 腘肌囊

位于腘肌起始部，外侧半月板、胫骨外侧髁和胫腓关节之间，又称腘肌下隐窝，为膝关节滑膜的延伸，与关节腔交通，腘肌囊可使膝关节腔在半月板上、下相通，腘肌腱借伸展的滑液囊与外侧半月板、胫骨上端及胫腓关节相隔，有时与胫腓关节腔相通。作用为减少腘肌与外侧半月板、胫骨外侧髁、胫腓关节之间的摩擦，利于其运动。

7. 鹅足囊

位于缝匠肌腱、股薄肌腱、半腱肌腱与内侧副韧带之间，由于此三肌腱借致密的纤维膜相连，形似鹅足，故名鹅足囊，此囊大而恒定，能减少缝匠肌腱、股薄肌腱、半腱肌腱与内侧副韧带之间的摩擦，利于其运动。

8. 半膜肌囊

位于半膜肌腱附着点与胫骨内侧髁、腓肠肌内侧头之间，作用为利于半膜肌的活动，减少其摩擦。

此外还有腓肠肌外出头腱下囊、腓侧副韧带与腘肌腱间的滑膜囊、腓肠肌内侧头腱下囊等。

六、腘窝

腘窝位于膝的后部，为一菱形窝，其界上外侧为股二头肌，上内侧为半腱肌、半膜肌、缝匠肌、股薄肌、大收肌腱，下外侧为腓肠肌外侧头，下内侧为腓肠肌内侧头。半膜肌腱下端在平齐膝关节线处分为三束，一束转向外上方，移行为腘斜韧带，第二束抵止于胫骨髁下缘，第三束续于腘肌筋膜。

腘窝的底为股骨腘面、腘斜韧带、腘肌及其筋膜，其顶为腘筋膜覆盖，有小隐静脉、淋巴管、股后皮神经穿过，腘筋膜是大腿阔筋膜的延续，向下移行为小腿固有筋膜，以其内面向股骨发出间隔，附着于粗线内外侧唇，形成股后肌群各腱性部分的鞘，还形成血管和神经的鞘，腘筋膜非常致密，由纵形与横行纤维编织而成。腘窝如有脓肿，固腔隙不能扩散，压迫神经而产生剧痛。

腘窝内围绕血管、神经填充脂肪组织，向上沿坐骨神经周围的疏松组织与股后蜂窝组织相交通，向下经过比目鱼肌腱弓围成的孔，与小腿后面深部间隙的蜂窝组织相交通。

七、膝关节的血管、神经

1. 膝关节的血管

膝关节的血液供应十分丰富，由膝上内侧动脉、膝上外侧动脉、膝中动脉、膝下内侧动脉、膝下外侧动脉、膝降动脉关节支、旋股外侧动脉降支、胫前返动脉、胫后动脉旋腓骨支等在膝关节区构成动脉网，包括髌网，股骨内、外侧髁网，髌下网，半月板周围网，髌韧带网，滑膜网等。

膝关节上、下侧的动脉网和动脉分支所构成的吻合支不但是关节结构的营养来源，而且在腘动脉主干发生血运障碍时，还是侧支循环的主要途径。膝关节的穿刺应在髌骨两侧 1.5~2cm 和半月板上方 2~3cm 处进行，碰到的血管最少，出血较少。

2.神经

膝关节前面主要由股神经分布，还有闭孔神经前支、隐神经支配，后部由坐骨神经及其分支胫神经、腓总神经及闭孔神经的后支支配，膝关节前内侧和后外侧有很多分支，膝关节前面的上外侧部，神经分支较少。

股神经的膝关节支起自隐神经及至股四头肌的肌支，其中起自隐神经者，支配膝关节的前内侧，至股中间肌的分支支配髌上部，至股外侧肌的分支支配前外侧。闭孔神经后支的分支沿股动脉、腘动脉至膝关节，支配膝关节囊的后内侧，胫神经的分支支配膝关节囊后侧，腓总神经的分支支配膝关节囊的前外侧。

八、膝关节的运动及参与肌肉

(一)膝关节活动方式及范围

膝关节是人体负重较大的关节，其活动范围相对较小，膝关节的中立位为下肢伸直在0°位，髌骨和足趾向上。膝关节正常屈伸活动范围是135°，伸直为0°，过伸10°左右(图1-5)，髋伸直主动屈曲为130°，髋屈曲主动屈曲可达140°，中立位，膝关节旋转为0°，屈

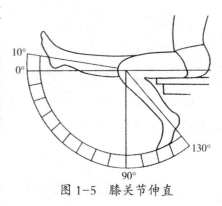

图1-5 膝关节伸直

曲时小腿下垂，可有一定旋转度，足尖向内为内旋，一般为0~30°，足尖向外为外旋，一般由0~40°，膝屈曲90°后旋转活动减少。

（二）参与肌肉

1. 伸直

为股四头肌、阔筋膜张肌参与。股四头肌除股直肌为双关节肌，有屈髋伸膝功能外，股内、外侧肌，股中间肌只有伸膝作用。伸肌的力量较大，为屈肌的三倍。

股四头肌四个头在伸膝过程中并非同时作用，同时结束，而是时间各不相同，蹲下到站立过程中，股直肌收缩晚而停止早，仅提供股四头肌肌力的五分之一，股内侧肌在伸直的末期很快增加其活动，在完成伸膝最后10°~15°时并在扣锁机制中起重要作用，在下肢支撑体重时，股四头肌与股后肌群共同稳定膝关节。

阔筋膜张肌收缩可使伸直膝关节拉紧稳定。

2. 屈曲

主要有股二头肌、半腱肌、半膜肌等股后肌群，辅助有股薄肌、缝匠肌、腓肠肌、腘肌等，除股二头肌短头、腘肌外，均为双关节肌。股后肌群兼有伸髋作用，其屈膝作用随髋的位置而定。屈膝肌肌力较小，为伸膝肌的三分之一。

3. 内旋

为胫骨向内旋转，主要有缝匠肌、股薄肌、半腱肌、半膜肌、腘肌、腓肠肌外侧头等，同时受关节囊和前交叉韧带的限制，膝交叉韧带的损伤可引起小腿旋转异常。

4.外旋

为胫骨向外旋转，主要有股二头肌、阔筋膜张肌、腓肠肌内侧头等，膝外旋稍大于内旋。

膝的内、外旋只发生于屈曲状态，因膝屈曲时，具有较短曲率半径的胫骨髁后部与胫骨平台相贴，膝周围韧带稍为松弛，赋予膝活动的余地，同时随着屈曲，胫骨髁间结节恰好与股骨髁间切迹相对，并活动于其间隙中，伸膝时，胫骨髁间结节任何活动将被股骨髁阻止。

膝关节活动方式、范围、参与肌肉如表1-3。

表1-3　膝关节的活动方式、范围及参与肌肉

活动方式	活动范围	参与肌肉
伸直	0°~10°	股四头肌
屈曲	130°~140°	股二头肌、半腱肌、半膜肌、股薄肌、缝匠肌、腓肠肌、腘肌
内旋	0°~30°	缝匠肌、股薄肌、半腱肌、半膜肌、腘肌、腓肠肌外侧头
外旋	0°~40°	股二头肌、阔筋膜张肌、腓肠肌内侧头

九、膝部表面解剖及骨性标志

(一)膝部表面解剖

股直肌肌腱在髌底上可摸到，向下延长止于胫骨粗隆，髌韧带全长可摸到，膝关节屈伸时，髌骨的位置可发生改变，但

髌骨下缘与胫骨粗隆的距离保持不变，股直肌内、外两侧的两个隆起为股内、外侧肌的扩张部。髌骨与股骨两髁之间有两纵形的凹陷，为内、外侧髌旁沟，如皮下脂肪较多，此沟即变浅或消失，被动伸膝使股直肌松弛时，内外侧沟与髌骨上缘的浅沟共同为马蹄形围于髌骨周围，膝关节肿胀，此沟亦变浅或消失。在内侧髌旁沟之下，髌韧带两侧有两个隆起，为膝关节滑膜外脂肪垫，位于股骨髁与胫骨髁之间，伸膝时，给人一波动感，不可误认膝关节有积液。在胫骨上端与髌韧带之间，有一滑膜囊，发炎时可肿胀隆起。

股骨外侧髁有髂胫束和股二头肌腱越过，腓总神经初行于股二头肌腱的内侧，后行至表面，紧绕腓骨颈而至小腿，用手指按压腓骨头，即可感觉腓总神经在手指下滑动，在腓骨小头前上方，可摸到胫骨外侧髁，为髂胫束的止点。在腓骨头上方，可摸到附着于腓骨头的股二头肌腱，在股二头肌腱的前方为髂胫束，膝关节伸直时，该束呈凹槽状，位于股外侧肌隆起的外方。

腘窝在伸膝时腘筋膜紧张，内容物不易触及，但血管、神经变为紧张，手术时易显露，屈膝时腘窝的界限甚为清楚，上外为股二头肌腱，上内为半腱肌腱、半膜肌腱，下内及下外为腓肠肌的内、外侧头，腘动脉的表面解剖，上端在收肌结节平面以上平均 7.6cm，膝部中线以内平均 0.9cm，下端至腓骨头平面以下平均 2.5cm，膝部中线以外平均 0.9cm，上下端连线即为腘动脉的体表投影，如用手指向下按压，可触到腘动脉的跳动，腓总神经的体表投影，自腘窝上角到腓骨小头后侧划一条斜线表示，在腓骨颈处可摸到腓总神经。

(二)膝部骨性标志

股骨下端的收肌结节相当于股骨髁线平面，沿股内侧缘向下，首先摸到的骨性隆起即是收肌结节。

髌骨位于皮下，界限明显，站立时髌骨在膝关节线的前上突出，屈曲时陷入两髁间，甚为稳定，髌尖对关节线，当股四头肌松弛时，髌骨可向左右上下活动。

股骨髁几乎全在皮下，外侧髁较内侧髁明显。胫骨上端全部非常明显，沿髌韧带向下可摸到胫骨粗隆，在其外上方约4cm处可触得一个结节，即胫骨外侧髁，为髂胫束主要附着处。

腓骨小头在胫骨外侧髁后外且微下，与胫骨粗隆在一个平面上，伸直时可明显看到，沿股二头肌腱向下，亦可摸到。

（张兴华）

第二章 病因病机

一、中医病因病机

增生性膝关节炎是膝部骨骼、筋肉被外邪侵袭，气血郁滞，痹阻不通所致。

骨为人体的支架，具有贮藏骨髓、支撑形体、主管运动的作用，为人体运动系统的重要组成部分，肌肉与筋的收缩驰张促使关节屈伸旋转，骨及由骨组成的关节起到了支点和支撑并具体实施动作等重要作用。骨与肾的关系最为密切，因肾藏精、精生髓、髓充养骨，肾髓充足充盈，则骨骼得到骨髓的滋养而强劲坚固，功能正常，若肾精虚少、骨髓空虚，则骨失于濡养而出现骨软无力、骨质脆弱，就局部来说，或出现骨骼发育不足、痿软无力，或年老骨质失养、脆弱疏松等。

筋是连接肌肉、骨、关节的一种坚韧刚劲组织，包括肌腱、韧带、筋膜、滑膜等，具有连接骨节、协助运动的作用，故《素问·痿论》云："宗筋主束骨而利关节也。"筋与肝、脾关系密切，由肝所主、脾所养，膝为诸筋会集之处，故称"膝为筋之府"（《灵枢·经筋》）。"肝主身之筋膜"（《素问·痿论》），肝主筋，筋束骨，系于关节。维持正常的屈伸活动，须依肝血的濡养，肝血充盛，使肢体之筋、筋膜得到充分的濡养，维持其坚韧刚强之性，肢体关节才能运动灵活、强健有力。若肝血亏损，不能供给筋和筋膜以充足的营养，筋的活动能力就会减退，年老体衰，肝血衰少，筋失所养，则动作迟钝、运动失灵。就局部而言，膝部易于损伤，产生疼痛、功能障碍等。"食气入胃，散精于肝，淫气于筋"(《素问·经脉别论》)。人以水谷为本，脾胃为水谷之海，气血生化之源，脾胃健旺，化源充足，气血充盈，则脾有所主、筋有所养。若脾被湿困，或脾胃虚弱、化源不足，筋失所养，则膝部软弱无力，不耐劳损和外邪侵袭而致疼痛、屈伸不利。

膝为下肢运动的枢纽，筋之府，运动量大且负重多，筋之病变，多反应于膝，筋或因气血不足、精血亏损而失养，或因外力过度而损伤，或因外邪乘虚而入而侵袭，多表现于膝，形成膝部或疼痛，或麻木，或肿胀，或屈伸不利等筋之病变，膝的发病率远较其他部位为多。

肉为肌肉、脂肪、皮下组织，具有主司运动、保护脏器的作用，人体的各种运动活动，均需要肌肉、筋、骨的协调配合，但主要靠肌肉的舒缩功能来完成，故《灵枢·天年》曰："二十岁，血气始盛，肌肉方长，故好趋，三十岁，五脏大定，肌肉坚固，血脉盛满，故好步。"肉与脾关系密切，由脾所主，赖脾运化的水谷精微充养，故《素问·痿论》曰："脾主身之肌肉。"脾气健旺，气血生化之源充足，则肌肉得到充分的濡养而发达丰满，强健有力，如脾气虚弱，化源不足，营养亏乏，一方面肌肉失于濡养则瘦削、软弱无力，正如《脾胃论·脾胃盛衰论》

所言："脾胃俱旺，则能食而肥，脾胃俱虚，则不能食而瘦。"另一方面，肌肉因失养而失于弹性，易于损伤，即所谓"不荣则痛"，引起膝部疼痛，故《中藏经》曰："脾者，肉之本，脾气已失，则肉不荣。"

增生性膝关节炎以风寒湿三气杂至、慢性劳损、外伤等为主要致病原因，但"邪之所凑，其气必虚"，因此除外邪侵袭、外伤、劳损外，也与患者身体虚弱、腠理空疏，或年老肝肾虚弱、精血不足、脾胃虚弱、饮食劳倦内伤，而致气血虚弱、精气不足等因素不耐邪侵有关，故《济生方》曰："皆因体虚，腠理空疏，受风寒湿气而成痹也。"病变以筋骨为主，也涉及肉、脉、皮等，各种原因分述如下。

（一）内因

内因为发生增生性膝关节炎的根本原因，中医认为与肝肾不足、气血亏虚、七情内伤、饮食失调、形体肥胖等因素有关。

1. 肝肾不足、精血亏虚

多由于年幼、肾气未充、年老肾气已虚，或先天不足、肾气亏虚，或久病及肾、肾精不足而致。《素问·上古天真论》曰："女子七岁，肾气盛，齿更发长……三七，肾气平均，故真牙生而长极，四七，筋骨坚，发长极，身体盛壮……七七，任脉虚，太冲脉衰少，天癸竭，地道不通，故形坏而无子也。丈夫八岁，肾气实，发长齿更……三八，肾气平均，筋骨劲强，故真牙生而长极，四八，筋骨隆盛，肌肉满壮，五八，发堕齿槁……七八，肝气衰，筋不能动，八八，天癸竭，精少，肾脏衰，形体皆极。"可见人体的生长、发育以至衰退，都与肝肾的盛衰有着密切的关系，年幼肾气未实，年老肝肾两虚，精血亏虚，肝血虚，筋不能动，肾气衰，骨惫懈堕。

就膝关节局部来说，肝主筋，膝为筋之府，筋全赖肝血的濡养，肝血虚，血不养筋，筋失所养，出现筋或急紧拘挛，膝屈伸不利、活动不灵，或弛缓萎缩无力等，正如《素问·痹论总第四十三》所言："痹……在于筋则屈不伸。"《中藏经·五痹》曰："筋痹者，由怒叫无时，行步奔急，淫气于肝，肝失其气，因而寒热所客，久而不去，流入筋会，则使人筋急，而不能行步舒缓也。"肾主骨，骨赖肾之精气充养，肾气衰，精少，骨髓不充，则骨惫懈堕、疏松无力。《素问·长刺节论》曰："病在骨，骨重不可举，骨髓酸痛，寒气至，名曰骨痹。"

素体肾虚、或久病及肾，或女子七七，男子七八患者，肝肾亏虚，精血不足，筋骨失于充养，筋脉肌肉松弛，骨质疏松，血液循环、新陈代谢浊气蓄积，因虚致瘀，痹阻于膝部经脉、筋骨，出现疼痛、拘挛、屈伸不利等。

2. 气血虚弱、筋失所养

多由于年老体衰，或素体衰弱，气血不足，或久病不愈，气血两伤，或脾气虚，不能化生而继见血少，以致气血两虚，或病后失养，气血亏虚，或因失血，气随血耗致气血两虚所致，亦有因肾气不足，先天不能滋养后天，而致后天不足，气血亏虚。

《难经·八难》曰："气者，人之根本也。"气是构成人体、维持人体生命活动的最基本物质，是人体生命代谢、功能活动的动力，故《医权初编》曰："人之生死，全赖手气，气聚则生，气壮则康，气衰则弱，气散则死。"气对人体的功能活动主要表现于：①温煦作用。《难经·二十二难》指出："气主煦之。"是指气是机体热量的来源，是体内产生热量的物质基础，人体的生理活动，要靠气的熏蒸温煦。《灵枢·本脏》云："卫气者，所以温分肉、充皮肤、肥腠理、司开合者也。"气的温煦作用正常，则功能如常，如气虚温煦功能不足，则可见形寒肢冷、膝关节冷痛等症状，即所说的老寒腿。②推动作用。是指各脏腑、经络、筋脉肌肉的生理功能，血的运行、津液的输布，都要依赖气的激发、推动。气的推动功能正常，则脏腑功能旺盛，经络气血荣周不休，如推动功能减退，则脏腑生理活动减退，经络血液运行迟缓、涩滞而发为瘀血，痹阻于膝则为膝部疼痛。③防御作用。是指气能护卫肌表、抵御外邪的入侵，外邪侵入人体后，气又能与病邪作斗争，驱邪外出，以恢复健康。《医旨绪余·宗气营气卫气》曰："卫气者，为言护卫周身，温分肉、肥腠理、不使外邪侵袭也。"如气的卫外防御功能正常，则外邪无从入侵，如卫气不足，防御屏障作用减退，则风寒湿邪趁虚而侵，痹阻于膝而为膝关节疼痛、肿胀。④营养作用。是指气为机体脏腑功能活动提供营养物质基础，如《灵枢·脉度》曰："其流溢之气，内溉脏腑，外濡腠理。"所以气具有温养肌肉筋骨、充润皮肤、肥盛腠理、护卫肌表、推动机体各组织器官功能活动的作用。

《难经·二十二难》说："血主濡之。"是指血具有营养、滋润作用，以供给机体各脏腑、经络、肌肉、筋骨、关节等的需要，故《素问·五脏生成论》曰："足受血而能步，掌受血而能握，指受血而能摄。"《灵枢·本脏》亦云："血和则筋骨劲强，关节清利矣。"血的营养滋润功能正常,则面色红润、肌肉丰满壮实,肌肤和毛发光滑。如血虚濡润功能不足,则面色不华、肌肤干燥、肢体麻木、运动不灵、隐隐作痛等。《景岳全书·血证》:"故凡为七窍之灵,为四肢之用,为筋骨之和柔,为肌肉之丰盛,以至滋脏腑、安神魂、润颜色、充营卫,津液得以通行……无非血之用也。"

气与血均来源于水谷精微,由后天脾胃化生,气为血之帅,血为气之母,二者相互依存,相互化生,血的生成离不开气,血又不断地为气的功能活动提供水谷精微,使气持续不断地得到补充,故《难经·本义》曰:"气中有血,血中有气,气与血不可须臾相离,乃阴阳互根,自然之理也。"二者共同完成对机体的温煦、推动、防御、营养、滋润作用。

病理状态下,气虚功能不足,则化生血液不足,血虚不能载气,气得不到水谷精微的持续补充而致血虚,最终形成气血两虚,膝部失于防御则风寒湿邪侵袭,失于温煦则发冷肢凉,失于推动则血行迟缓、涩滞,甚至瘀滞疼痛,气血虚弱,筋肉、肌腱失于濡润、滋养则紧张拘急,膝关节屈伸不利等。

3. 内伤七情、气滞血瘀

七情即喜、怒、忧、思、悲、恐、惊等七种正常的情志活动,是人的精神意识对外界事物的反应,七情在正常的范围内活动,是正常的生理反应,不会致病,当其超过人体正常的生理反应范围,情志不调,或怒,或忧,或思虑过度,精神紧张等内伤七情,使人体气机运行紊乱失常,脏腑气血失调,气机郁结郁滞,疏泄失职,肝气郁结,气为血之帅,气行则血行,气滞则血瘀，形成气滞血瘀证，全身可见或烦躁易怒，或抑郁寡饮，或胀痛，或刺痛，并随精神刺激加重。局部膝周可见气滞血瘀疼痛，内瘀内停，新血则不达，筋脉失养而拘急，屈伸活动不利等。《中藏经·五痹》曰："由怒叫无时，行步奔急，淫伤于肝，肝失其气，因而寒热所客，久而不去，流入筋气，则使人筋急，而不能行步舒缓也。"

4. 形体肥胖、负担较重

膝部为下肢运动的枢纽，为负重量较大的关节之一，也是运动量比较大的关节，这就决定了膝部易于损伤，产生痹阻不通之证，形体肥胖者，更是如此。正常的机体筋肉，是人体运动的物质基础和动力来源，但形体过于肥胖，则加重机体负担，成为产生疾病的原因之一。形体肥胖者，其一是体重较大，给膝部造成的负荷更大，长期的膝部超负荷工作和生活，使膝部积劳成疾，产生筋骨等各种慢性劳损性疾病。有些肥胖者，因减肥而超负荷运动，造成膝部损伤、疼痛。其二形体肥胖者，多形盛气弱，气的功能不足，推动、温煦、卫外功能减弱，筋脉得不到气的温煦营养而发凉脆弱，易于损伤，得不到气的推动而气血运行缓慢涩滞、瘀血内停，失于卫外则寒湿之邪易于侵入。其三形盛之人，多蕴痰湿，痰湿内停，脾被湿困，运化无力，更生痰湿，痰湿内停，气机被阻，经脉被涩，血运障碍，易致血瘀，所以形体肥胖者，为膝部损伤、痰浊、血瘀痹阻准备了内在病理基础，其负重多运动量大，又提供了外在损伤的发病条件，这些因素导致了肥胖之人膝关节损伤机会多、发病率高，故肥胖为增生性膝关节炎的一个重要内在原因，肥胖患者，治愈之后，且易于复发。

5. 饮食失节、痰湿内生

《素问·痹论》曰："饮食起居处，为其病本。"饮食是保证人体生命和健康的基本条件，饮食化生的水谷精微是化生气血，维持机体生长、发育，完成各种生理功能的物质基础，脾胃主运化水谷水湿，脾气健运则运化正常，痰湿无从产生。若饮食不节，或饮食偏嗜，或过食生冷，寒邪直中，皆可损伤脾胃，导致脾胃的腐熟、运化功能失常，引起消化功能障碍，水谷水湿内停，日久湿聚为痰为饮，形成痰湿，或过食肥甘厚味，嗜酒无度，内蓄痰湿，痰浊水湿痹阻于膝部经络筋骨，壅滞气血，则膝部疼痛、重着、肿胀，湿性黏滞，故增生性膝关节炎缠绵、长期不愈。

(二)外因

外因为增生性膝关节炎产生的重要条件，主要有风寒湿邪的侵袭、外伤、劳损等。

1. 风寒湿邪的侵袭

多由于久居风寒湿地，或汗出当风、风寒侵袭，或遇雨湿所淋，或睡卧不当，踢被当风，或气候骤变，不加衣被，或过食生冷，风寒入侵等原因使风寒湿之邪乘虚侵袭人体，痹阻于膝，气血运行不通，不通则痛，出现膝部疼痛等，如《素问·痹论》所言："风寒湿三气杂志，合而为痹也。"

四时季节的不时之气也有影响，膝部疼痛冬春发病率远高于夏秋两季，因冬春两季，为风、寒主气，风寒之邪易乘虚入侵，膝部疼痛者，此时易诱发或加重，《素问·痹论》曰："以冬遇此为骨痹，以春遇此为筋痹。"

　　风寒湿相合侵袭人体，因发病季节不同，病人禀赋有别、体质的差异，以及病程长短发展转归而异，风寒湿三气各有所主，临床表现亦各不相同。如《素问·痹论》说："其风气胜者为行痹，寒气胜者为痛痹，湿气胜者为着痹也。"亦有部分患者，脏腑经络，先有蓄热，复遇风寒湿邪客之，热为所郁，气不得通，久之寒邪化热，或风热之邪中于膝而形成湿热痹。现分述如下。

　　（1）行痹（风痹）　春季多发。风气偏胜者，为膝部风邪入侵，客于皮肤筋骨所致。《杂病证治准绳·痹》："其风气胜者为行痹，行痹者，行而不定也，称为走注疼痛及历节之类是也。"症见膝部疼痛，游走不定，时而膝前，时而膝后等。

　　（2）痛痹（寒痹）　冬季多发。寒气偏胜者，多由于膝部寒邪侵袭，客于皮肉筋骨所致。《素问·举痛论》曰："寒气入经而稽迟，泣而不行，客于脉外则血少，客于脉中则气不通，故卒然而痛。"《景岳全书·风痹》亦云："寒气胜者为痛痹，以血气受寒，则凝而留聚，聚则为痛，是为痛痹。"症见膝部周围疼痛剧烈，痛处不移，拒按，遇热则舒，得寒更重，膝部肌肉筋脉紧张拘急、活动不利、形体畏寒等，增生性膝关节炎者，此型多见，即我们平时所说的老寒腿。

　　（3）着痹（湿痹）　夏季多发。湿气偏胜者，为膝部湿邪侵袭，留着关节筋肉所致。《景岳全书·风痹》："湿气胜者为着痹，以血气受湿则濡滞，濡滞则肢体沉重而疼痛麻木，留着不移。"湿性重浊黏滞，症见膝部疼痛重着、关节肿大，缠绵难愈，可持续数年、十余年或几十年，膝功能活动重涩无力，屈伸不利，膝部可有积液等。

（4）湿热痹 热气偏胜者，为膝部火热之邪侵袭，客于膝部所致。多由机体素有蓄热，风寒湿邪侵袭，日久郁而化热，或风热、湿热之邪侵袭，直中于膝，或留注关节经脉，或病久伤阴、阴精亏虚，筋骨失养、虚热内生，或痹久阴虚热盛，阴血不荣，形体消瘦，黏而不伸引起。症见膝部肿痛，痛不可近，得冷则舒，发热恶风，口渴心烦，或膝部疼痛瘦削、扪之感热等。

临证中，以上四型可单独出现，但多数情况下是夹杂出现，或寒湿并重，疼痛剧烈，重着难愈，或风寒并重，既有剧痛固定不移，疼痛拒按，又有游走性疼痛，或风湿共袭，疼痛重浊，有时游动，或湿热共病，疼痛剧烈，肿大重着，或灼热疼痛，不可屈伸，或瘦削隐痛、屈伸不利等。但更多的是以一种病邪为主，其余二气杂至，共合为痹，临床上多以寒邪为主，兼见合并其他病邪。总之，风寒湿之邪侵袭膝部，导致膝部气血痹阻、筋骨失养而症见膝部疼痛、肿胀、屈伸不利等，风寒湿热之邪是增生性膝关节炎的诱因和致病原因。

2. 外伤

由于膝关节为下肢运动的枢纽，具有活动量较大，负重多的生理特点，很容易造成外伤，膝部外伤有两种：一种是直接外伤，如挫伤、创伤、压伤等直接作用于膝部，另一种是间接外伤，如闪伤、扭伤、撕裂伤等。

膝部外伤，虽由外触，势必内伤，先及皮肉，次及筋骨，皮肉筋骨的损伤，必然导致血溢脉管之外。《医宗金鉴·正骨心法要旨》曰："跌打损伤之症需从血论。"《杂病源流犀烛·跌仆闪挫源流》亦云："跌仆闪挫，猝然身受，由外及内，气血俱伤病也。"轻者膝部软组织肿胀、皮肤青紫、膝部疼痛、关节屈伸不利，重者造成膝部韧带、肌腱的撕脱、断裂，半月板的损伤，腓总神经的损伤，膝部剧痛，瘀紫慢肿，关节内积血，膝关节活动严重受限等。

膝部的扭、压、挫、脱、折等外伤，如治疗得当及时，离经之血，则消散吸收，经脉畅达，气血畅流，膝部疼痛消失，活动恢复正常。《灵枢·本脏》曰："血和则经脉流行，营复阴阳，筋骨劲强，关节清利矣。"如失治或误治，血脉损伤，血外溢于肌肉筋脉，流注于关节，而得不到及时消散吸收，留注日久，必机化内结成块，一方面膝部疼痛拒按，另一方面膝部肌肉肌腱、韧带间粘连，影响膝关节的功能活动，同时瘀血内停，新血则不达，膝部筋肉失于气血的濡养则瘦削无力。

如果膝部损伤破坏较重，就是得到了及时的治疗，关节的组织结构无法得以完全修复，膝关节的软组织形成了不同程度的瘢痕、粘连、挛缩，也可遗留膝关节的僵直、功能活动受限等。

3. 慢性劳损

增生性膝关节炎患者主要为长期站立工作者，发病率明显增多，可见活动过度、慢性劳损也是增生性膝关节炎的主要致病原因。《素问·宣明五气》曰："五劳所伤……久立伤骨、久行伤筋。"久立、久行即长期慢性活动，从时间讲，过长过久，以程度上说，过重过大，从耐受力上论，超过了膝部的自我代偿范围，造成了膝部筋骨的损伤。

膝关节的运动枢纽地位，负重多且活动量大，决定了膝关节活动频繁、负重繁重、容易劳损。长年累月的姿势不正，或持续劳累，或长期站立，或长期蹲位劳动，超过了膝部皮肉筋骨的抵御能力和耐受范围，积劳成疾，膝关节某一筋、肌肉被积劳拉伤或部分断裂，其功能活动减退或部分丧失，将由其他筋肉来代偿，日久必然导致其他筋肉的慢性劳损，如此恶性循环，最终导致膝部软组织功能失于代偿，各筋肉间的功能不能协调配合，血从损伤的筋肉多次微量溢于脉外而又不能被消散吸收，则形成瘀血粘连，瘀血阻滞，新血则不达，筋肉失于气血之滋养，功能更降，更不耐活动量的过大过久，如此造成恶性循环，使膝部筋肉广泛积劳损伤，形成局部血脉的瘀阻，筋肉的粘连、萎缩，膝关节的慢性疼痛、活动不利。治愈之后遇劳损易诱发。

外伤和慢性劳损，除引起全身变化外，更主要的是引起膝部局部病理变化，疼痛、肿胀、功能障碍是膝部损伤最常见的病理变化，肿痛在膝部损伤的早期、中期、后期都有表现。早期由于创伤血肿或炎症反应致气滞血瘀，脉络不通，而产生疼痛。肿胀形成的原因一是肢体受伤后脉络受损、血溢脉外，而形成血肿。二是膝部受伤后局部气血流通受阻、运化失常，水湿停流于肢体而产生局部水肿。功能障碍在膝部急性筋伤时，肌肉、肌腱、滑囊或关节等组织损伤，由于疼痛和肿胀，常伴有膝关节不同程度的功能障碍。肌肉、肌腱的部分损伤，肌纤维失于部分联系，局部出血，纤维机化填充缺损达到自行修复，因修复部位多与周围组织粘连而影响功能。关节内软骨破裂，可致关节绞锁不能完全伸直或屈曲。慢性积劳性损伤，由于受伤组织的粘连、纤维化、骨化而引导膝部功能障碍。长期积劳性损伤，使骨膜、韧带钙化，导致骨质的退行性改变，如失治或误治，日久可引起膝部结构的变化，导致膝部关节变形，形成"O"型腿、"K"型腿等。

（三）各种原因之间的联系与影响

以上各种内因之间、外因之间、内因与外因之间诸因素相互联系、相互影响，共同形成增生性膝关节炎，但外因是变化的条件，内因是变化的根本，外因通过内因而起作用。就每位患者来说，可以是两种原因所致，但更多的是多种原因的复合作用。

1. 风寒湿邪与外伤、劳损

膝部的暴力外伤和慢性劳损，筋骨经络受损，痹阻血脉，气血循行不畅，局部筋肉得不到气血的温润濡养而气血俱虚，营卫失调，膝部肌腠空虚，正气虚弱，不耐外邪侵袭，风寒湿热等外邪更易侵入，流注膝部经络筋脉，痹阻于膝关节，从而诱发或加重膝部疼痛、肿胀、功能障碍。故可见增生性膝关节炎阴雨、寒冷天或受凉后诱发或加重。反之，风寒湿等邪侵袭膝部，气血郁滞，局部气血运行不畅，肌肉筋脉失于气血的濡养营养而紧张拘急，相互间功能失于协调，不耐外力牵拉，只要较轻的暴力和慢性劳损即可产生新的损伤，使已有的增生性膝关节炎症状加重，或加速诱发增生性膝关节炎，故临床上部分由风寒湿等外邪引起的增生性膝关节炎遇外伤或劳累后疼痛、肿胀、功能障碍加重。可见风寒湿等外邪与外伤、慢性劳损互相影响，互为因果，诱发或加重增生性膝关节炎。

2. 气血虚弱、肝肾不足与风寒湿邪

气血虚弱、肝肾不足、阴精亏虚，就整体来说，机体功能减退，体表腠理空虚，卫外防御功能不足，风寒湿等外邪易于侵袭，就局部而言，膝部负荷重，活动量又大，气血消耗多，气血阴精不足在局部表现得更快、更为明显，肌肉筋骨肌腠失于温煦濡养，久则肌肉痿弱无力，局部肌腠比整体更虚，风寒湿等外邪更易乘虚入侵、痹阻于膝，引起膝部疼痛，故增生性膝关节炎患者局部较全身更易受凉怕冷。反之，风寒湿邪侵袭，邪则伤正，就整体而言耗散气血，导致气血被耗、肝肾阴精受损。就布局来说肌腠体表郁滞、经脉痹阻、血行不畅，气血供给不足，致气血、阴精亏虚，膝部筋肉骨骼失于滋润、濡养、温煦则拘急、紧张、关节屈伸不利，使已有的风寒湿痹阻膝部疼痛、功能障碍加重。

3. 气血虚弱、肝肾不足与外伤、劳损

气血虚弱、肝肾不足、阴精亏虚，膝部筋失于濡养则坚韧刚强之性不足，骨失于充养则脆弱退化、坚硬支撑功能减弱，肌肉失于濡养则痿软无力、弹性下降、不耐外力，稍有外力过大，甚至正常的生活、工作姿势时间过长，就有可能导致筋脉肌肉的损伤，气血瘀阻，形成膝部的疼痛、功能障碍和骨质的退变。反之，外伤、慢性劳损，导致膝部筋肉损伤，气滞血瘀，经脉瘀阻，气血、精血难以布达，局部气血更虚，筋骨肌肉失于滋润濡养，功能更差，不耐外力，更易损伤，以上原因互为

因果，形成恶性循环，最终导致膝部疼痛、肿胀、退变、缠绵难愈。

4. 形体肥胖与外伤、劳损

形体肥胖是近年来生活水平提高带来的一大弊端，有逐渐加重的趋势，就整体来说，带来许多疾病，对身体健康产生诸多不利影响。就局部来说，一是肥胖之人，多懒动，活动量少，一方面活动量小，气推动无力，气血运行缓慢，日久气血运行郁滞凝塞，肌肉筋脉失于濡养、滋养而痿弱，不耐较重外力牵拉。另一方面肌肉筋骨得不到锻炼而废用无力，形成脂肪堆积、肌肉减少，肌肉失于弹性、韧性，不耐外力牵挂，易于损伤、劳损。二是形体肥胖，体重增加，膝为全身负重关节之一，负担更重，长期的超负担活动，必然造成慢性损伤。三是肥胖之人多痰湿，一方面痰湿内阻经络，气血运行不畅，筋肉失于营养，另一方面痰湿流注筋肉，影响其功能活动，皆易可造成损伤、劳损，故肥胖之人，不耐外伤、劳损。反之，外伤、劳损后，机体因痛制动，活动量小，消耗低，导致脂肪蓄积，又加重了形体肥胖。

5. 内伤七情与外伤、劳损

七情内伤，就整体来说，导致人情绪变化，气机升降失常，郁闷寡欢，就局部来说，气机郁滞，气血运行不畅或不通，甚至气滞血瘀，痹阻于膝，膝部筋肉功能活动失常，膝部疼痛有了病理基础，稍遇外伤或慢性劳损，可诱发膝部疼痛，反之，急性外伤或慢性劳损，筋骨肌肉损伤，血溢脉外，瘀血内停，气机运行受阻，稍有情志刺激，气机运行更阻，导致瘀血更重，膝部疼痛、肿胀进一步加重，因此，内伤七情与外伤、劳损是导致气滞血瘀的重要内、外原因，二者互为因果，造成增生性膝关节炎患者血脉瘀阻，诱发膝部或使增生性膝关节炎疼痛加重。

6. 内伤七情与饮食不节

七情内伤与饮食失常、痰湿内生皆为发病的两大内因。七情内伤，情志不遂，则气机运行紊乱失常，一方面肝失疏泄，肝气郁结，木气乘土，造成脾胃虚弱，饮食失常，运化失职，水湿内停，聚而为痰为饮；另一方面气机郁滞，气滞血瘀，经脉不畅，水湿运行受阻而停留，聚而为痰。反之饮食不节，损伤脾胃，脾失健运，水湿内停而为痰饮，痰饮流注筋肉经脉，阻碍气机，壅阻气血，导致瘀血内停，影响情志活动，所以七情内伤、气滞血瘀与饮食失节、痰湿内生互为因果，使气滞血瘀与痰湿内停进一步加重，痹阻于膝，使膝部疼痛、屈伸不利等日久难愈。

(四)经络瘀滞、痹阻于膝

由于外感、内伤、损伤等导致足三阴、足三阳等经络运行失常，经脉瘀滞或空虚，经络受阻或失养，膝部痹阻或失养，发为膝部疼痛。

1. 经脉瘀滞、痹阻于膝

足三阴、足三阳经循行于膝及其上下，为膝及其上下运输气血，并加强与其他部位的联系，《灵枢·经脉》："胃足阳明之脉，……以下髀关，抵伏兔，下膝膑中，下循胫外廉，下足跗，入中指内间。……脾足太阴之脉，……上内踝前廉，上踹内，循胫骨后，交出厥阴之前，上膝股内前廉。……膀胱足太阳之脉，……还出别下项，循肩髆内，挟脊抵腰中，入循膂，络肾，属膀胱；其支者，从腰中下挟脊，贯臀，入腘中；其支者，从髆内左右，别下贯胛，挟脊内，过髀枢，循髀外，从后廉，下合腘中，以下贯踹内，出外踝之后，循京骨，至小指外侧。……肾足少阴之脉，……循内踝之后，别入跟中，以上踹内，出腘内廉，上股内后廉。……胆足少阳之脉，……下合髀厌中，以下循髀阳，出膝外廉，下外辅骨之前，直下抵绝骨之端，下出外踝之前，循足跗上，入小指次指之间。……肝足厥阴之脉，……上踝八寸，交出太阴之后，上腘内廉，循股阴。"

足太阳、少阴经别也循行于膝部，加强足太阳、少阴经间的联系，《灵枢·经别》："足太阳之正，别入于腘中。……足少阴之正，至腘中，别走太阳而合。"

足三阴、三阳经因外邪侵袭，阻于经脉，或内生病邪，痹阻经脉，致经脉不通而痛。或由于经气不足，鼓动无力，运输气血不足，经脉内陷而迟滞，也可引起隐隐作痛等。《灵枢·经脉》："胃足阳明之脉，……是主血所生病者，……膝膑肿痛，……股、伏兔、骭外廉、足跗上皆痛。……脾足太阴之脉，……是主脾所生病者，……强立股膝内肿厥。……膀胱足太阳之脉，……是动则病……髀不可以曲，腘如结，踹如裂，是为踝厥。是主筋所生病者，……背、腰尻、腘、踹、脚皆痛。……肾足少阴之脉，……是主肾所生病者，……脊股内后廉痛。……胆足少阳之脉，……是主骨所生病者，……髀、膝外至胫、绝骨、外踝前及诸节皆痛。"

　　临床上病情较轻者，可涉及一条、两条经脉，以足太阴脾经、足阳明胃经不通为多，所以膝部髌骨内侧、外侧疼痛多见。较重者足三阴、三阳经都可涉及，出现症状，但多以足太阴脾经、足阳明胃经瘀阻较重、症状较重。由于经脉循行膝关节上下，故膝痛多上下牵扯，且上下相互影响。

2. 经筋受损、筋失所养

　　足三阴、三阳经筋循行于膝及其上下，是其经脉之气"结、聚、散、络"于膝部筋肉、关节的体系，是经脉的附属部分，为经脉循行部位上分布于筋肉系统的部分，具有主司膝关节运动的作用，足三阴、三阳经筋因正气不足、外邪侵袭、劳损等原因导致气血瘀阻、经筋失养、发为膝部疼痛、屈伸不利、转筋等。《灵枢·经筋》："足太阳之筋，起于足小指，上结于踝，邪上结于膝，其下循足外踝，结于踵，上循跟，结于腘；其别者，结于踹外，上腘中内廉，与腘中并，上结于臀，上挟脊，……其病小指支跟肿痛，腘挛。……足少阳之筋，起于小指次指，上结外踝，上循胫外廉，结于膝外廉；其支者，别起外辅骨，上走髀，前者结于伏兔之上，后者结于尻；……其病……引膝外转筋，膝不可屈伸，腘筋急，前引髀，后引尻。……足阳明之筋，起于中三指，结于跗上，邪外上加于辅骨，上结于膝外廉，直上结于髀枢，上循胁，属脊；其直者，上循骭，结于膝；其支者，结于外辅骨，合少阳；其直者，上循伏兔，上结于髀，……其病……伏兔转筋，髀前肿。……足太阴之筋，起于大指之端内侧，上结于内踝；其直者，络于膝内辅骨，上循阴股，结于髀，……其病……膝内辅骨痛，阴股引髀而痛。……

足少阴之筋，起于小指之下，并足太阴之筋，邪走内踝之下，结于踵，与太阳之筋合，而上结于内辅之下，并太阴之筋，而上循阴股，……其病……所过而结者皆痛及转筋。……足厥阴之筋，……上循胫，上结内辅之下，上循阴股，……其病……内辅痛，阴股痛转筋。"

由于经筋是一个有机整体，髋、踝等距膝部较近部位经筋与膝关节经筋联系较为紧密，甚至腰背部经筋与膝部经筋也有联系，故髋、踝等经筋病变，甚至腰背部经筋病变，也会引起膝部疼痛，所以膝部疼痛、屈伸不利不只治疗膝部，还需要在上下寻找筋结点，共同治疗，对此我们的祖先已进行了精辟论述，《素问·骨空论》："寒膝伸不屈，治其楗。坐而膝痛，治其机。立而暑解，治其骸关。膝痛，痛及拇指，治其腘。坐而膝痛如物隐者，治其关。膝痛不可屈伸，治其背内。连骺若折，治阳明中俞髎，若别，治巨阳、少阴荣。淫泺胫酸，不能久立，治少阳之络，在外踝上五寸。辅骨上横骨下为楗，侠髋为机，膝解为骸关，侠膝之骨为连骸，骸下为辅，辅上为腘。腘上为关。"

临床上涉及经筋与经脉基本相同，病情较轻者，可涉及一条、两条经筋，以足太阴脾、足阳明胃经筋为多。较重者足三阴、三阳经筋都可涉及，但多以足太阴脾、足阳明胃经筋症状较重。

3. 邪气入络、络脉瘀滞

络脉有沟通经脉、输达肌表、以溢奇邪，以通荣卫的作用，邪气入络，瘀滞于络，于外皮肤显现结络，即"浮络"，络脉粗硬怒张；于内络脉瘀阻，通行营卫、输达肌表、祛除奇邪功能失常，络脉痹阻，发为疼痛，治疗取其结络、络穴。《素问·皮部论》："阳明之阳，……视其部中有浮络者，皆阳明之络也。其色多青则痛，多黑则痹，黄赤则热，多白则寒，五色皆见，则寒热也。……少阳之阳，……视其部中有浮络者，皆少阳之络也。……太阳之阳，……视其部中有浮络者，皆太阳之络也。……少阴之阴，……视其部中有浮络者，皆少阴之络也。络盛则入客于经，其入经也，从阳部注于经，其出者，从阴内注于骨。太阴之阴，……视其部中有浮络者，皆太阴之络也。"

增生性膝关节炎络脉瘀滞，形成结络，多是疾病发展的较重阶段，多以足太阳络脉结络为主、为多，其他络脉也可涉及，结络多在膝部及上下。病情较轻者结络较细、较少、较软，病情较重者结络较粗、较大、较硬。

可见增生性膝关节炎不只经脉受阻，而且经筋、络脉等也受到影响，病情较轻者，可能只涉及一条、两条经络，经络系统的一个层次，如只影响膝部之足太阴、阳明经脉或经筋，随着病情进展，涉及的经络数量、层次越来越多、范围越来越大了，最后可能发展到足三阳、足三阴经脉、络脉、经筋同病、共病，治疗根据涉及经络的数量、层次、范围等综合考虑，同时治疗。

（刁恩军）

二、西医病因病理

（一）病因

增生性膝关节炎由于外伤、劳损、体重过重、受凉、老龄等因素所致，出现了以下学说。

1. 老龄学说：老年人关节软骨下滋养血管的数量随年龄增长而逐渐减少，局部供血不足，出现内因性退变性骨质增生。

2. 重力学说：膝关节是负重关节，超负荷的重力作用于关节软骨，致使关节软骨变性，局灶性坏死，点片状脱落，关节间隙变窄，关节轮廓不规则。机体修复性反应性新骨生成，关节边缘产生骨赘或软骨下密度增高。

3. 创伤学说：创伤和慢性积累性损伤，若治疗不当，使关节长期处于血肿或水肿状态，关节软骨退变而间隙变窄，血肿机化而骨端出现骨赘。

4. 感染学说：各种微生物对机体或关节的侵犯，是关节增生的始动诱因。

5. 骨内压增高学说：因骨内压增高而出现哈佛氏系统瘀血，血液循环不佳，构成关节的骨端发生囊性变，塌陷后关节周围不规则。关节软骨退变、关节间隙变窄。

6. 免疫学说：机体的免疫应答和免疫调节失控，使膝关节部位出现保护性骨质增生，滑膜绒毛增粗脱落，或软骨剥脱，掉在关节腔内，形成关节游离体。

（二）病理

增生性膝关节炎病理变化复杂多样，主要病理病变包括软骨的退行性变、软骨软化、糜烂，骨端暴露、滑膜、关节囊和肌肉的变化。

1. 关节软骨：正常的膝关节软骨为光滑的蓝白色，边缘规则、整齐。膝关节骨质增生早期关节软骨发生软化、失去弹性和光泽，颜色浅黄，活动时发生磨损，软骨发生碎裂、剥脱，致使软骨下骨外露，磨损小的外周软骨面出现增殖和肥厚，通过软骨内化骨而形成骨赘、增生。

2. 软骨下骨：磨损较大的中央部分软骨下骨发生象牙质变，骨质密度增加而硬化，外围承受应力较小，软骨下骨发生萎缩，出现囊腔样病变。

3. 关节囊和肌肉：关节囊发生纤维变性和增厚、粘连，关节周围的肌肉产生保护性紧张、痉挛，使膝关节活动受限，肌肉、肌腱的附着点应力增加，长期的高应力使局部保护性的钙化、骨化，顺着肌肉、肌腱、韧带的方向产生骨质增生。

4. 滑膜：滑膜表现为增殖、炎性水肿，产生关节液增多，使膝关节肿胀、积液，关节液含有较多的黏蛋白，比较黏稠，积液压力过高，刺激滑膜，使滑膜保护性地更加增殖、肿胀，如此造成恶性循环。

（张兴华）

第三章 检查、诊断与鉴别诊断

一、检查

膝关节为人体活动量大，负重多且软骨面积和滑膜最多的关节，为损伤和疾患的多发部位，临床表现较为复杂，为了明确诊断，必须掌握其检查方法。

(一)望诊

充分暴露要检查部位，注意对比双侧关节、两侧股四头肌是否萎缩，膝关节屈曲时两侧的"象眼"是否消失，双膝双踝是否靠拢等。

1. 畸形

观察有无膝外翻、内翻、反张、屈曲畸形。两膝靠拢、两踝分开，呈X形，小腿向外侧偏斜超过10°以上为膝外翻；两踝靠拢、两腿分开、呈O型腿，小腿向内侧偏斜形成角度时为膝内翻，增生性膝关节炎最为多见；膝关节不能伸直，呈屈曲状，并可出现膝内翻或膝外翻为膝屈曲畸形；膝关节过伸超过

15°，为膝反张畸形。

2. 肿胀

为膝部常见症状之一，正常膝关节屈曲至 100° 左右时，由前面观膝部呈"象"面外观，髌韧带代表"象"鼻，两侧膝眼代表"象"眼，股四头肌内侧头似"象"耳，如膝关节肿胀，则"象"面部轮廓不明显。轻度肿胀时，生理凹陷消失，严重肿胀时，膝关节髌上囊和周径增大，失去正常轮廓，单纯关节积液时，肿胀围绕髌骨呈马蹄铁形隆起。

3. 肌肉萎缩

股四头肌萎缩时，一般内侧头肌萎缩明显，如不太明显，可在膝关节及髌骨上、下各 15cm 处围量后对比。肌肉萎缩多由增生性膝关节炎、半月板损伤、腰椎间盘压迫 L_4 神经根等。

4. 步态

膝关节强直行走时，健侧足跟抬高或患侧骨盆升高，患肢向外绕半弧形。膝部疼痛行走时，为了减少疼痛，患侧尽量减少负重时间，健侧跨步快、着地短、距离小。腓总神经损伤行走，患肢抬高，呈跨步。

（二）问诊

问诊是掌握主要症状、采集病史的重要渠道，首先明确病人的主诉疾苦、部位、时间，有无外伤史，了解其受伤情况、受伤时间、机制、受伤时膝的位置，伤后能否行走，有无肿胀疼痛部位、程度、发作情况，还应掌握病人的全身状况和兼症，了解病人的出生地、常住地有无地方病，既往损伤史，与膝痛有关的家族史等。

膝部疼痛，是病人的主诉症状，应详细掌握，全面询问疼痛的部位、性质、时间、引起疼痛的原因等。

表浅部位疼痛一般多局限，多见于内外侧副韧带损伤、皮下滑囊炎、胫骨结节骨软骨炎等。深部疼痛一般多弥漫、广泛，多见于关节内病变，风湿性关节炎多为游走性疼痛，类风湿关节炎膝痛为对称性。

膝部滑囊炎多胀痛，感染性炎症多跳痛，急性损伤多持续性疼痛，神经性疼痛为烧灼痛。退行性关节炎初活动痛、类风湿关节炎晨起僵硬且痛、活动减轻，恶性肿瘤夜间痛加重，寒性痛遇热减轻、受凉加重，热性痛遇凉减轻，气滞胀痛，瘀血刺痛，虚证隐痛，痰湿疼痛重浊、缠绵难愈。

（三）触诊

检查时患者应取仰卧位，双下肢自然伸直，要遵循先健侧后患侧、由远及近、由轻到重、两侧对比，要注意关节周围有无压痛、有无肿物、有无积液、有无摩擦感等。

1.切摸压痛点

膝部压痛是增生性膝关节炎的主要特征，要查清压痛的范围、深浅、有无条索、结节等，如压痛不明显，应将髌骨左右、上下推动，使髌骨对侧翘起，触摸髌骨后侧缘，多有压痛。压痛点一般多在髌骨边缘、髌韧带两侧、关节间隙、侧副韧带、胫骨结节、髁部，腓骨小头等(图3-1)，如压痛点位于髌骨两侧及象眼部，多见于膝关节炎；压痛点位于髌骨下缘、髌韧带两侧及深面，多见于髌下脂肪垫损伤或髌骨软化症；压痛点位于关节间隙侧方，多见于半月板损伤；压痛点位于关节间隙前方，多见于半月板前角或膝横韧带损伤；伸膝时膝处压痛、屈膝时消失，为半月板前角损伤；压痛点位于膝关节内侧中点附近或内侧副韧带上、下附着点，则多为内侧副韧带损伤；压痛点为膝关节外侧面中点附近或外侧副韧带附着点，多见外侧副韧带损伤；压痛点位于胫骨结节处，多见于胫骨结节骨骺炎；压痛点位于髌骨软骨面，多见于增生性膝关节炎等。

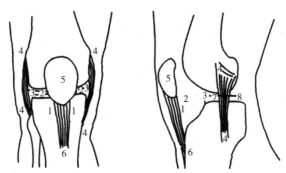

图 3-1　膝部常见压痛部位

1.膝脂肪垫；2.膝眼；3.半月板；4.侧副韧带；5.髌骨；
6.胫骨粗隆；7.半月板侧角；8.半月板后角

2.肿块

检查髌上滑囊、髌骨、髌韧带两侧有无肿块，并注意其性质、硬度、有无活动。

3.关节积液及滑膜

正常膝关节约有 5ml 滑液，主要是润滑关节、缓解冲力、营养软骨，若膝关节积液时，关节扪有波动感。正常时，关节滑膜不能摸到，若按摸膝关节时感觉到软组织增厚，多为滑膜增生，可能为膝关节滑膜炎所致，如增生性膝关节炎、风湿性关节炎、膝关节结核等，如膝内侧触及痛性条索，多见于滑膜皱襞综合征。

4.摩擦感

医者一手握患者小腿踝上部，作伸曲膝关节，另一手放于膝关节前上方，体会膝关节内有无摩擦感及摩擦音，如有摩擦感，多为关节面不平滑，如果上下左右推动髌骨，如有摩擦感，说明髌骨关节面不平滑。骨质增生症，可感到髌骨与股骨髁有摩擦，髌骨软化，髌骨亦有摩擦感，膝部髌腱炎在屈伸膝关节时，也可有轧砾感。

（四）膝关节活动范围的检查

膝关节活动范围的检查，主要是侧膝关节的功能活动和肌力等。患肢伸直、踝关节屈曲90°、髌骨和足趾向上为0°，正常时伸膝0°，过伸5°~10°，患者过伸迟缓，可为股四头肌无力，正常屈膝120°~150°，参与肌肉为股二头肌、半腱肌、半膜肌、缝匠肌、股薄肌、腓肠肌等，若屈膝不到位或障碍，可为该组肌病变，也可是膝关节粘连、挛缩、强直等。正常膝关节伸直时，不应有左右移动及旋转活动，屈膝时内旋10°、外旋20°，参与肌肉为内侧的半腱肌、半膜肌、股薄肌、缝匠肌、腘肌、腓肠肌内侧头、外侧的股二头肌、腓肠肌外侧头等，旋转障碍，可为该肌组病变，亦可谓膝粘连、强直等病变。

膝部韧带损伤，可出现超范围活动。

(五)膝关节活动试验

1. 浮髌试验

患关节伸直，放松股四头肌，医者一手挤压髌上滑囊，使关节液集中于髌骨后方，另一手食指轻轻按压髌骨，如有浮动感即为阳性(图 3-2)，说明关节内有积液，一般关节内积液超过10ml 才出现阳性，多为滑囊炎所致，增生性膝关节炎也可见。

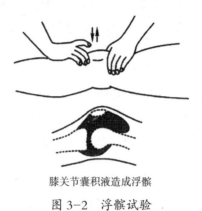

膝关节囊积液造成浮髌

图 3-2 浮髌试验

2. 髌骨摩擦试验

患者膝关节伸直，股四头肌放松，医者一手按压住髌骨，并使其在股骨髁关节面上、下、左、右移动，如有摩擦感，或感觉疼痛，即为阳性，说明关节面不平，多为髌骨软化症、增生性膝关节炎所致。

3. 髌骨移动度

患侧膝关节伸直，股四头肌放松，尽可能地推髌骨向上、下、内、外活动，正常髌骨上下、左右移动约2cm，若活动范围小，多见于骨质增生症、股四头肌紧张、僵硬、关节粘连，活动范围大多见于髌骨不稳、关节韧带松弛等。

4. 研磨试验

患者俯卧屈膝呈90°，医者一腿屈曲跪压于患者大腿屈面，双手用力沿患者小腿纵轴向膝关节施加压力，同时作外展、内收、外旋、内旋活动，如膝关节内、外侧痛，则为内、外侧半月板损伤；同时将小腿向上牵拉，作外展、内收、外旋、内旋活动，引起疼痛，则为内、外侧副韧带损伤。

5. 髌周指压痛

患侧下肢伸直，从上、下、左、右推开髌骨使其对侧翘起，用手指抠触之，若疼痛即为阳性，多见于髌骨软化、增生性膝关节炎、髌周筋膜炎、髌腱末端病等。

6. 髌骨抽动试验

患者仰卧伸膝，检查者用拇、食二指从髌骨上端压住髌骨，令其收缩股四头肌，牵拉髌骨在股骨上摩擦，产生疼痛即为阳性，多见于髌骨软骨软化、增生性膝关节炎，若阴性可排除髌股间病变。

7. 麦氏试验

患者仰卧，患腿屈曲，医者一手按压膝上部，另一手握踝部，使膝关节逐渐伸直，并外展、外旋。如在活动中膝内侧疼痛或有弹响声，说明内侧半月板有损伤；若将膝内收、内旋时膝外侧有疼痛或弹响，则为外侧半月板有损伤。

8. 交锁征

患者在膝关节活动中或行走中，突然在某一角度的姿势时象有物被嵌夹住，使膝即时不能伸屈活动，并有疼痛时，称为交锁现象。当慢慢屈伸膝关节，使被嵌夹物避开而解除后，则又能如常活动，多见于半月板损伤，或关节内有游离体患者。

9.过伸试验

患者仰卧，膝关节伸直，医者一手握住小腿，另一手下压膝关节上方，使膝关节作被动过伸活动，如有疼痛即为阳性，多见于半月板前角损伤、髌下脂肪垫肥厚或损伤、股骨髁软骨损伤、膝横韧带损伤等。

10.压挤屈伸试验

患者仰卧，医者一手握患侧小腿下端，另一手扶患侧大腿下端后侧被动屈伸膝关节 1~2 次，观察膝关节活动有无异常，然后将扶大腿的手，置于膝关节外侧，再将其向内方推压呈膝外翻体位，使膝关节外侧间隙变小，作被动屈伸，如有挤压痛或响声，或疼痛、响声加剧，则表示有外伤半月板损伤。然后将手置于膝关节内侧，再将其向外方推压呈膝内翻体位，使膝关节内侧间隙变小，作被动屈伸，有挤压痛或响声，或疼痛、响声加剧时，则表示有内侧半月板损伤。

11.侧向挤压试验(侧副韧带检查法)

患者仰卧，下肢伸直，一手固定膝关节，另一手握踝部向内、外侧推拉，使小腿有内、外翻的动作。如动作稳定，无摆动，无痛者为正常。若有内、外摆动，则为侧副韧带松弛。若外翻时，内侧疼痛为内侧副韧带损伤，若内翻时，外侧痛为外侧副韧带损伤。

12.抽屉试验

患者平卧，屈膝 90°，足平放于床上，医者坐于患足面上，以稳定其足，并用双手握住小腿上端做前拉后推运动，正常时前后可有少许活动，如前拉活动度变大，则为前十字韧带损伤，后推活动度加大，则为后十字韧带损伤。

13. 积液波动试验

患者取坐位或仰卧位，下肢伸直，医者用手推按髌上囊由上向下，另一手的手指，交替按压髌韧带两侧膝眼处，如感受到液体流动冲击感，则为阳性，为关节积液，多见于膝关节滑囊炎、增生性膝关节炎等。

14. 膝眼膨隆征

医者用手指按压髌韧带一侧的膝眼处，把液体挤回关节腔，移开手指，凹陷处又慢慢呈饱满状为阳性，为关节积液，见于膝关节滑囊炎、增生性膝关节炎等。

（六）其他检查

1. X线检查

X线检查是诊断膝关节病变的常规检查，阅X线片，必须左右两侧相对照，与以前的摄片相对照，要结合临床所见对照其他检查，全面、细致、系统地进行观察，X线摄片分析时，应将不同疾患的类似表现和不同疾患的各自表现结合起来，综合分析，才能减少诊断上的失误。

（1）正常膝关节X线摄片

正位片 又为前后位片，在此位上，股骨内髁形成的隆起较外髁明显，两髁的关节面一端稍圆隆。股骨关节皮质的厚度小于0.5mm，而胫骨的关节皮质常常稍厚一些。髌骨阴影重叠在股骨阴影上，下缘距关节间隙1.5cm，髌骨轴线与股骨轴线相对应。髌骨外缘不超过股骨外缘。关节软骨层厚度为3~8mm，且两侧对称等宽，关节面边缘整齐光滑。髁间凹和胫骨隆起的大小在不同的个体中有些差异。腓骨小头位于外侧且明显低于膝关节水平，腓骨小头的1/3~1/2当与胫骨重叠。

侧位片　由于股骨两髁的直径不同，其前缘和后缘侧位片上不能同时都重叠，故可看到两个阴影。内髁影像大，前后径宽，下面较圆。外髁影像较小，前后径较短，下面较平，内髁关节面投影在外髁下方。当后缘大致重叠时，每个股骨髁的1/4均位于髁上股骨干后缘之后。髌骨与股骨髁之间的间隙宽约3mm。胫骨髁间隆起一般与股骨髁阴影稍有重叠，位于胫骨关节面中点稍后方。股骨后面有时可见到腓肠豆骨的小骨影。屈膝45°位所摄侧位片，可见股骨内髁低而外髁高，外髁向前突。髁间窝宽而深，呈局限性透光区髁间窝上方的松质骨显示为骨质疏松区。腓骨小头骨质稀疏亦可显示透光度增强。

软组织正常X线影密度较骨组织低，膝关节因有丰富的脂肪组织衬托对比，在侧位片上显示软组织层次清晰，易于观察。皮下脂肪线、肌间脂肪线和关节囊外脂肪线均呈密度减低影。髌骨上下各有一个脂肪垫，表现为局限性透光区，髌上脂肪垫呈三角形。膝关节后面经常可见到一条线样透亮黑影，是由该阴影前面较致密的关节囊和关节后面的肌肉、肌腱之间的脂肪衬托出来的。

(2)增生性膝关节炎X线摄片

增生性膝关节炎早期X线表现为股骨内外髁关节面和胫骨

平台关节面不整齐，关节面和皮质下骨质致密和硬化，髁间嵴变尖，髌骨后缘和外侧缘增生形成骨刺。随着病变的发展，关节边缘骨赘逐渐增大，皮质下骨质囊性变，关节间隙不均匀狭窄。病变常自股胫内侧关节开始，髌骨关节也常受累而出现髌股关节间隙变窄，关节面不规则和硬化，软骨下囊变和边缘骨刺形成，至晚期，可发生关节内、外翻畸形或半脱位。关节内游离体的发生率较高，表现为关节周围有密度不均、大小和形态不一的单个或多个小块影，可见于关节腔内，也可见于滑膜处，偶见半月板钙化。

骨质增生症的分级：骨质增生症分为五级。

0级：正常。

Ⅰ级：关节间隙可疑变窄，可能有骨赘。

Ⅱ级：有明显的骨赘，关节间隙轻度变窄。

Ⅲ级：中等量骨赘，关节间隙变窄较明确，软骨下骨质轻度硬化改变，范围较小。

Ⅳ级：大量骨赘形成，可波及软骨面，关节间隙明显变窄，硬化改变极为明显。关节肥大及明显畸形。

2. 实验室检查

血、尿常规均正常，血沉正常，抗"O"及类风湿因子阴性，关节液为非炎性。

二、诊断

增生性膝关节炎为中老年常见病，女性多于男性，肥胖者、重体力劳动者多发。

（一）症状和体征

1.膝痛

膝痛为增生性膝关节炎最常见的就诊症状，疼痛可轻可重，轻者仅有点酸楚不适，也可出现酸痛，重者可因疼痛而影响睡眠，甚至彻夜难眠，可呈酸痛、冷痛、胀痛、刺痛、跳痛等，极少数也可出现热痛，初活动时疼痛，上下楼加重，下蹲更为明显，疼痛多在阴雨天或受凉时加重，疼痛部位多位于髌下、髌骨内侧等。

2.压痛

增生性膝关节炎皆有压痛，甚至没有出现疼痛或疼痛不明显时也可出现压痛，如压痛不明显，应将髌骨左右、上下推动，使髌骨对侧翘起，触摸髌骨后侧缘，多有压痛，压痛多位于髌骨内下、髌下、髌内，也可位于髌骨外下、髌上、外上等，较重者可位于膝内侧关节间隙腘窝、大腿前侧、外侧、股骨内上髁等，压痛可以较轻，也可较重、拒按。髌骨活动时或有摩擦感时压痛较为明显。

3.肿胀

增生性膝关节炎多没有肿胀，尤其是症状较轻者，或者初期，较重者或者后期由于滑膜炎症增生、肿胀，产生积液，引起关节肿胀，也可由于髌下脂肪的炎症而出现肿胀。肿胀可出现在局部，如在髌骨内下，也可整个膝关节肿胀，肿胀可以较轻，也可比较明显，甚至按压有波动感。

4. 变形

增生性膝关节炎较轻者多没有变形，年老、后期可出现变形，关节呈"O"型腿、"K"型腿等，以"O"型腿多见。滑囊有炎症，可出现肿胀变形，股四头肌萎缩可出现萎缩变形。膝关节由于屈伸活动受限而出现走路变形或呈跛行。

5. 功能障碍

增生性膝关节炎时间较长者会出现下蹲困难，或不能下蹲，较重者可因疼痛而不敢行走、上下楼。髌骨活动范围变小，膝关节屈伸受限。

6. 摩擦感

增生性膝关节炎活动髌骨，可出现髌骨与股骨髁的摩擦感，并发出摩擦音。屈伸膝关节时出现，伸直下肢髌骨在股骨上活动时也可出现。

7. 活动弹响

增生性膝关节炎活动可有弹响声，弹响声可出现在早期疼痛不明显者，也可出现在后期疼痛较重者。响声出现在膝关节屈伸活动中。

8. 晨僵

晨起后开始活动、长时间行走、剧烈运动或久坐起立开始走时膝关节疼痛僵硬，稍活动后好转，增生性膝关节炎晨僵一般不超过半小时。

9. 特殊检查

血尿常规一般都在正常范围。关节滑液检查可见白细胞增多，偶尔见红细胞，血沉正常，抗"O"及类风湿因子阴性，关节液为非炎性。

10. 髌骨研磨试验

髌骨研磨试验阳性。

11.X 线摄片

关节间隙不均匀狭窄，内侧狭窄多较明显，髁间嵴变尖、髌骨后缘和外侧缘增生形成骨刺，上下两极增生较重，关节边缘骨赘逐渐增大，皮质下骨质囊性变，较重者可出现内、外翻畸形等。

12.MR 检查

膝关节 MR 能显示骨质增生症的关节软骨、半月板、韧带、滑膜、游离体及骨质的改变。

(二)增生性膝关节炎分类

1. 西医分类

(1)分型

①轻型　多为增生性膝关节炎早期，年龄多为中年，一侧或双侧关节不适，疼痛多在长时间行走或上下楼梯时，但休息或卧床后好转，有时可有症状，也可自行缓解，局部压痛多较轻，肿胀不明显，外观多无异常表现，X 线摄片膝关节骨质增生不明显或较轻，关节的形态没有变化。

②中型　膝部疼痛较轻型为重，在行走、上下楼、久立、下蹲、跑步时疼痛，膝部压痛，关节弹响，关节伸屈功能障碍，休息后缓解。可持续性隐痛，天气寒冷或潮湿时疼痛加重，早晨起床或久坐起立时膝关节疼痛麻木僵硬，稍活动后反而好转。X线摄片在髌骨上下极、胫骨平台内外侧、胫骨棘等有骨质增生，关节间隙可有变窄等。

③重型　年龄为老年人，膝关节疼痛较重，不动也可疼痛，疼痛可影响睡眠，膝部压痛明显，晨僵及久坐后有胶着现象，在下台阶、久立时，膝关节疼痛加重，甚至不敢活动，部分患者可见关节积液，局部有明显肿胀、压缩现象，膝关节前内侧条索样肿块伴伸膝障碍，关节伸屈功能障碍，走路跛行，伸屈活动有弹响声，髌骨活动度明显变小，严重影响患者的生活和工作，膝部可有内、外翻畸形。X线摄片膝关节周围骨赘形成，关节周围伴有骨质疏松与骨质硬化。关节面毛糙不平，其内侧胫股关节面受累明显，关节间隙明显变窄，内侧间隙狭窄多较外侧更重，形态上多出现内、外翻畸形。

（2）分期

①早期：症状与体征表现为膝关节疼痛，多见于内侧，上下楼或站起时犹重，无明显畸形，关节间隙及周围压痛，髌骨研磨试验（+），关节活动可。X线表现（0-Ⅰ级）。

②中期：疼痛较重，可合并肿胀，内翻畸形，有屈膝畸形及活动受限，压痛，髌骨研磨试验（+），关节不稳。X线表现（Ⅱ-Ⅲ级）。

③晚期：疼痛严重，行走需支具或不能行走，内翻及屈膝畸形明显，压痛，髌骨研磨试验（+），关节活动度明显缩小，严

重不稳。X 线表现(Ⅳ级)。

2. 中医分类

(1)增生性膝关节炎中医辨证分型

①风寒湿型　膝部疼痛，呈钝痛、冷痛，有拘紧感，天冷或受凉加重，得热痛减，膝部压痛，可有屈伸活动受限，即平时所说的老寒腿，舌淡，苔薄白，脉浮或紧。

②湿热型　膝部肿胀疼痛，或有积液，缠绵难愈，膝部可有热感，可伴有周身困重，小便短赤，大便黏滞，舌质红，苔黄厚腻，脉滑数。

③气血虚弱型　膝部疼痛，痛势不重，隐隐作痛，劳累后加重，休息后减轻，四肢乏力，面白，头晕，心慌气短，手足发冷，甚至四肢麻木，舌淡、苔薄白，脉细无力。

④气滞血瘀型　多有外伤，劳损史，膝部疼痛，呈肿胀或刺痛，痛势较剧，入夜更甚，甚至夜间难眠，痛处不移，情志刺激后加重，膝部可有肿胀，压痛明显，严重者膝部屈伸活动受限，动则痛甚，舌质紫暗或有瘀点、瘀斑，脉细涩。

⑤痰湿型　膝部疼痛缠绵难愈，筋骨疼痛重着，阴雨天或天冷疼痛加重，得热则舒，膝痛拒按，活动受限，舌淡、苔白腻，脉细涩或弦滑。

⑥肾阳虚型　膝部疼痛，隐隐作痛，经久不愈，屈伸无力，筋肉萎缩，伴腰背酸软，形寒肢冷，尿少便溏，头晕耳鸣，舌淡、苔薄白，脉沉细无力。

⑦肾阴虚型　膝部隐痛，活动不利，多无肿胀，可轻度压痛，膝关节可有粗糙摩擦感，腰脊酸软，可有五心烦热，或午

后潮热，失眠健忘，头晕耳鸣，咽干舌燥，舌质红、苔薄少，脉细数。

（1）增生性膝关节炎中医辨证分经

增生性膝关节炎症状在下肢膝关节及其附近，为足三阳、足三阴的循行范围，根据症状而辨别经络分类可提高治疗效果。《灵枢·卫气》曰："能辨阴阳十二经者，知病之所生，知候虚实之所在者，能得病之高下。"

①足太阴经病　膝内侧偏前疼痛、肿胀，压痛明显，疼痛较重者可上下牵扯，影响功能活动，此处多为增生性膝关节炎最初发病部位，也多为发病过程中膝部疼痛最重或较重部位，也是涉及上下范围最长者，重症者膝关节变形也多从此处开始。

②足厥阴经病　膝内侧偏后疼痛，活动时加重，腹股沟处疼痛，痛重者不敢活动。

③足少阴经病　膝关节内后侧疼痛、压痛，可有肿胀，活动不利或受限，可牵扯小腿内侧后缘疼痛。

④足阳明经病　膝部外侧前缘疼痛，髌骨外下缘、外缘、外上缘压痛，局部可有肿胀，活动不灵，可上下牵扯。

⑤足太阳经病　患膝后侧疼痛，也可向患侧下肢牵扯，腘窝、小腿后侧压痛，活动受限或不利，下蹲困难或不能下蹲，严重者不敢活动。

⑥足少阳经病　膝部外侧中线疼痛，局部也可有压痛，为足三阳经较少发病者。

临床上，早期可为一经病，中、后期多为一经为主，二经或多经并病，足三阴经发病多于足三阳经，故内侧较外侧多且重，足三阴经病以足太阴经病为多为重，足三阳经病以足阳明经病为多。

三、鉴别诊断

1. 类风湿关节炎

增生性膝关节炎主要应与膝关节类风湿关节炎相区别，二者鉴别点见表3-1。

表3-1 增生性膝关节炎与膝关节类风湿关节炎的鉴别点

项目	膝关节类风湿关节炎	增生性膝关节炎
发病年龄	儿童和成人	随年龄增长，50岁以上多见
诱因	HLA-DW4	创伤，肥胖，膝关节异常
起病	缓慢，有时急性	缓慢
全身症状	有	无
早期症状	晨僵持续时间长	晨僵持续时间短，活动多时疼痛加剧
受累关节区	滑膜附骨部(边缘部)	负重区域
体征	膝关节肿胀，肌萎缩明显	膝关节肿胀或无，肌萎缩不明显
化验检查	ESR增快、WBC增高、RF+	ESR、WBC均正常
X线摄片	膝部软组织肿胀、骨稀疏，关节间隙变窄，关节变形、半脱位，强直	膝关节间隙变窄、骨赘、骨硬化、囊性变，无强直
病程	进行性	缓进性

2. 髌骨软化症

髌骨软化症与增生性膝关节炎皆有膝痛，一般认为髌骨软化症是骨质增生早期表现，尚未出现骨质增生者，增生性膝关节炎是髌骨软化症的进一步表现，二者应注意鉴别，见表 3-2。

表 3-2　髌骨软化症与增生性膝关节炎的鉴别

项目	髌骨软化症	增生性膝关节炎
年龄	中青	中老年
膝痛	隐痛	较重
肿胀	无	可有可无
压痛	髌骨两侧后缘	髌骨周围、胫股间、腘窝等
摩擦感、摩擦音	可有、较轻	多有、较重
功能障碍	无	可有
X 线摄片	早期无、后期可有	有、早期轻、后期重

3. 膝关节急性滑囊炎

膝关节急性滑囊炎与增生性膝关节炎都有膝痛，部分增生性膝关节炎有膝部肿胀，二者应予鉴别，见表 3-3。

表 3-3　膝关节急性滑囊炎与增生性膝关节炎的鉴别

项目	膝关节急性滑囊炎	增生性膝关节炎
年龄	青中年	中老年
病史	急慢性损伤史	可有慢性损伤史
肿胀	较重、呈弥漫性	多无、可有肿胀
关节积液	有、较明显	多无、如有多较少
膝痛	胀痛、完全屈曲加重	疼痛较重、多呈冷痛、活动加重
压痛	有	有、点较多
浮髌实验	有	多无
X 线摄片	骨质无异常	骨质增生

4. 髌下脂肪垫损伤

髌下脂肪垫损伤与增生性膝关节炎都是髌骨下疼痛，都有外伤、劳损或膝部受凉病史，尤其是增生性膝关节炎早期与髌下脂肪垫损伤相似，应予鉴别，见表3-4。

表3-4　髌下脂肪垫损伤与增生性膝关节炎的鉴别

项目	髌下脂肪垫损伤	增生性膝关节炎
疼痛部位	髌下韧带两旁、较局限	髌下为主、其他部位均有
肿胀	髌下韧带两旁肿胀	多无、可有髌下及其他部位
压痛	髌下韧带两旁压痛	髌下多有、其他部位也有
伸直痛	明显	不明显
过伸实验	阳性	阴性
髌腱松弛压痛实验	阳性	阴性
X线摄片	脂肪垫支架的纹理增粗	骨质增生、间隙变窄

5. 膝关节胫侧副韧带损伤

膝关节胫侧副韧带损伤与增生性膝关节炎均有膝部内侧的疼痛，活动加重，注意鉴别，见表3-5。

表3-5　膝关节胫侧副韧带损伤与增生性膝关节炎的鉴别

项目	膝关节胫侧副韧带损伤	增生性膝关节炎
年龄	青中年体力劳动、体育运动者	中老年
损伤史	膝外展损伤	慢性劳损
疼痛部位	内侧、局限	内下多重、膝部多处有
肿胀	内侧、局限	多无、可有漫肿
压痛	内侧、局限	内下多重、膝部多点有
功能障碍	有、半屈曲位	下蹲困难
外展实验	阳性	阴性
X线摄片	多正常，极少部分外翻位、内侧间隙宽	间隙狭窄、内侧多重、骨质增生

6. 膝关节外侧副韧带损伤

膝关节外侧副韧带损伤与增生性膝关节炎均有膝部疼痛，活动加重，注意鉴别，见表3-6。

表3-6　膝关节外侧副韧带损伤与增生性膝关节炎的鉴别

项目	膝关节外侧副韧带损伤	增生性膝关节炎
年龄	青中年体力劳动、体育运动者	中老年
损伤史	膝内收损伤	慢性劳损
疼痛部位	外侧、局限	内下多重、膝部多处有
肿胀	外侧、局限	多无、可有漫肿
压痛	外侧、局限	内下多重、膝部多点有
功能障碍	有、半屈曲位	下蹲困难
膝内收实验	阳性	阴性
X线摄片	多正常，极少部分内翻位、外侧间隙宽	间隙狭窄、内侧多重、骨质增生

7. 膝关节半月板损伤

膝关节半月板损伤与增生性膝关节炎都有膝部疼痛、活动受限。应予鉴别，见表3-7。

表3-7　膝关节半月板损伤与增生性膝关节炎的鉴别

项目	膝关节半月板损伤	增生性膝关节炎
年龄	青年	中老年
损伤史	膝部扭伤史	慢性劳损史
疼痛部位	一侧关节间隙、后方	髌下、膝内等
肿胀	有	多无
压痛	关节间隙	压痛部位较多、髌周为主
弹响和交锁现象	有	下蹲困难

项目	膝关节半月板损伤	增生性膝关节炎
麦氏征	阳性	阴性
膝关节旋转提拉挤压实验	阳性	阴性
X 线摄片	无	间隙狭窄、内侧多重、骨质增生

8. 膝交叉韧带损伤

膝交叉韧带损伤与增生性膝关节炎均有膝部疼痛、活动受限等，注意鉴别，见表 3-8。

表 3-8　膝交叉韧带损伤与增生性膝关节炎的鉴别

项目	膝交叉韧带损伤	增生性膝关节炎
年龄	青年多见	中老年
损伤史	膝部受伤史	慢性劳损史
疼痛部位	膝内疼痛	髌下、膝内等
肿胀	有、积血	无、少数积液
压痛	不明显	压痛部位较多
撕裂感	有	无
关节松弛失于稳定	有	无
功能活动丧失	有	无
抽屉实验	阳性	阴性
X 线摄片	无	间隙狭窄、骨质增生

9. 膝关节结核

膝关节结核与增生性膝关节炎都有膝部疼痛、功能障碍等，要予鉴别，见表 3-9。

表 3-9　膝关节结核与增生性膝关节炎的鉴别

项目	膝关节结核	增生性膝关节炎
病史	结核病史或接触史	慢性劳损史
单双侧	单侧多发、双侧少见	多双侧、以一侧为重
疼痛部位	膝部	膝部
压痛	膝部	膝部、点较多
叩击痛	明显	可有
潮热、盗汗	有	无
血沉	快	正常
X 线摄片	正常，或骨稀疏模糊、磨砂玻璃样改变等	间隙狭窄、骨质增生

（张兴华）

第四章　药物治疗

一、中药

内服中药，是治疗增生性膝关节炎的传统方法，中药治疗膝关节病，在几千年的历史进程中，积累了非常丰富的宝贵经验，是行之有效的方法。中药治疗增生性膝关节炎分为虚、实两大类，实证为风寒湿邪侵袭，痰浊、瘀血痹阻经脉，气血运行不通，不通则痛，亦有部分患者膝部内蕴湿热，也属实证之列，实证治疗以祛风除湿、温经散寒、活血化瘀、健脾化痰、通络止痛为原则，内蕴湿热者，当以苦寒之品，以清热燥湿。虚证为肝肾不足、精血亏损、气血虚弱、经脉失于濡养而紧张拘急疼痛，即所谓因虚致痛，"不荣则痛"，虚证治疗以补肝肾、益精血、强筋骨、补气养血、荣筋濡骨为原则，适当佐以通络止痛之品。中药治疗增生性膝关节炎，对于初起者，病程短、病情轻者，多获较好疗效，对于病程长、病情重者，需坚持较长时间服药，以保证疗效，对于特殊病人，如筋肉间有粘连、膝关节积液等，服药效果多不理想，在服药的同时，多配合其他疗法，如小针刀疗法、针刺等，或以其他疗法为主，内服中药为辅，更严重者，如变形较重、关节内有游离体等，保守治疗效果多不理想，需要手术治疗。

(一)辨证治疗

增生性膝关节炎患者虽多有疼痛、肿胀、功能障碍等，但其临床表现多种多样、千差万别，根据其病证的虚实、寒热、疼痛的性质、发病原因、患病季节、患者的年龄、体质、病程长短、伴有的全身症状，以及舌象、脉象等进行辨证分型，选用相应的方药进行治疗。

1. 风寒湿型

临床症状：膝部疼痛，呈钝痛、冷痛，有拘紧感，天冷或受凉加重，得热痛减，膝部压痛，可有屈伸活动受限，舌淡，苔薄白，脉浮或紧。

病机分析：风寒膝痛，多由汗出当风，或夜卧不宁、盖被不严，或涉水雨淋，或气温骤降、衣被不适等原因导致风寒湿侵袭，邪留肌肤、痹阻于膝，阻碍气血运行，不通则痛，故膝部疼痛，寒主收引、凝滞，故膝部拘急冷痛，得热可加速血液运行，使经脉痹阻减轻，遇寒则气血愈加痹阻不通，故疼痛遇热减轻，遇寒加重，全身受凉者，可伴有全身症状，膝关节局部受凉者，只有膝部冷痛，且疼痛时间较长，即平时所说的老寒腿，舌淡，苔薄白，脉浮或紧，均为风寒侵袭之象。

治则：祛风散寒、温经通络、胜湿止痛

方药：羌活胜湿汤加减。

独活、防风、秦艽、羌活、川芎、威灵仙、桂枝、苍术、川牛膝、当归、茯苓、细辛、制川乌等。

2.湿热型

临床症状：膝部肿胀疼痛，或有积液，缠绵难愈，疼痛较重，可因痛不敢活动，膝部可有热感，局部压痛明显，可伴有周身困重，小便短赤，大便黏滞，舌质红，苔黄厚腻，脉滑数或濡数。

病机分析：机体素有湿热或湿邪，外感风寒后郁而化热，形成湿热，或湿热之邪侵袭，湿热下注，留注膝关节，痹阻经脉，气血运行不通，故膝部肿胀疼痛，甚或积液，湿性黏滞重浊，故疼痛缠绵难愈、周身困重，湿热下注二便，故小便短赤、大便黏滞，舌质红，苔黄厚腻，脉滑数，均为湿热之象，此型较少。

治则：清热化湿、利水消肿、疏通经络。

方药：二妙散加味。

苍术、黄柏、川牛膝、防己、薏苡仁、川萆薢、车前子、黄芪、茯苓、蚕沙、鸡血藤、川芎、泽泻、秦艽、连翘等。

3.气血虚弱型

临床表现：膝部疼痛，痛势不重，隐隐作痛，劳累后加重，休息后减轻，四肢乏力，面白，头晕，心慌气短，手足发冷，甚至四肢麻木，舌淡，苔薄白，脉细无力。

病机分析：气血虚弱，筋脉失养，不荣则痛，故膝部隐痛，劳则气耗，气血愈加不足，故劳累后膝部疼痛加重，休息则气血需求量相对较少，膝部得充，故膝痛减轻，气血不足，不能充养头面四肢，故面白头晕、四肢乏力、手足发麻，不能充养心脏，故心慌气短，舌淡、脉细无力，均为气血双亏之象。

治则：补气养血、解痉止痛。

方药：八珍汤加减。

党参、白术、茯苓、当归、白芍、熟地、鸡血藤、黄芪、甘草、川芎、川牛膝、生姜、大枣、五加皮、威灵仙等。

4. 气滞血瘀型

临床症状：多有外伤、劳损史，膝部疼痛，呈肿胀或刺痛，痛势较剧，入夜更甚，甚至夜间难眠，痛处不移，情志刺激后加重，膝部可有肿胀，压痛明显，严重者膝部屈伸活动受限，动则痛甚，舌质紫暗或有瘀点、瘀斑，脉细涩。

病机分析：气滞血瘀型膝痛，多由于膝部急性外伤、慢性劳损等造成血离经脉，瘀阻膝部，或情志不遂、肝气郁结、气滞血瘀阻于膝部，故膝部疼痛，呈肿胀、刺痛，痛处固定、拒按，外伤较肿，可出现膝部肿胀、活动受限，夜间活动量小，气血运行缓慢，血瘀更重，故膝痛加重，甚则难眠，舌质紫暗、有瘀斑瘀点、脉细涩，均为气滞血瘀之象。

治则：理气活血、祛瘀止痛。

方药：身痛逐瘀汤加减。

川芎、桃仁、红花、香附、柴胡、延胡索、独活、没药、当归、秦艽、川牛膝、地龙、甘草等。

5. 痰湿型

临床症状：膝痛时间较长，膝部疼痛缠绵难愈，筋骨疼痛重着，阴雨天或天冷疼痛加重，得热则舒，膝痛拒按，活动受限，舌淡，苔白腻，脉细涩或弦滑。

病机分析：痰湿型多由素体湿盛或感受湿邪，日久凝聚成痰，留滞膝部，或脾胃虚弱，失于健运，水湿内停，日久聚而为痰，形成痰湿，湿性重浊黏滞，故膝痛重着、缠绵难愈，阴雨天外湿助体内痰湿，寒气凝滞，阴雨、寒冷天痰湿滞者更著，故疼痛加重，得热则血行加快，故得热则舒，舌淡、苔白腻、脉细涩或弦滑，均为痰湿蓄积之象。

治则：祛湿化痰、通络止痛。

方药：二陈汤合羌活胜湿汤加减。

独活、蒿本、半夏、陈皮、茯苓、白术、威灵仙、地龙、川牛膝、全蝎、薏苡仁、蔓荆子、川芎等。

6.肾阳虚型

临床表现：膝部疼痛，隐隐作痛，经久不愈，屈伸无力，筋肉萎缩，伴腰背酸软，形寒肢冷，尿少便溏，头晕耳鸣，舌淡，苔薄白，脉沉细无力。

病机分析：本型老年人多发，病程较长。患者或由于年老体衰、肾脏亏虚，或久病及肾、肾经亏损，或房劳过度、损伤肾精，导致肾精亏虚、肾阳不足，肾阳虚不能温养筋骨，肾精虚不能滋养筋骨，故膝部隐隐作痛、筋肉萎缩、屈伸无力，肾虚为病久之象，较难恢复，故经久不愈，腰为肾之府，肾阳虚不能充养腰脊，故腰脊酸软，肾阳虚不能温煦，故形寒肢冷，肾开窍于耳，主司二阴，肾虚不能充养于耳、固司二便，故头晕耳鸣、尿多便溏，脉沉细无力，为肾阳虚之象。

治则：温补肾阳、舒筋活络。

方药：金匮肾气丸加减。

附子、肉桂、熟地、山药、山茱萸、茯苓、泽泻、丹皮、骨碎补、补骨脂、川牛膝、巴戟天、桑寄生、独活、鸡血藤等。

7. 肾阴虚型

临床症状：膝部隐痛，活动不利，多无肿胀，可轻度压痛，膝关节可有粗糙摩擦感，腰脊酸软，可有五心烦热，或午后潮热，失眠健忘，头晕耳鸣，咽干舌燥，舌质红，苔薄少，脉细数。

病机分析：本型多见于中老年骨性关节炎患者，肾阴不足、精血亏损，不能濡养筋骨，骨失养破损，故膝部隐痛、活动不利、可有粗糙摩擦感、腰脊酸软，肾阴亏虚、阴不制阳、虚火偏旺，故五心烦热、午后潮热、失眠健忘、咽干舌燥、头晕耳鸣，舌质红、少苔、脉细数，均为肾阴不足之象。

治则：滋补肾阴、通络止痛。

方药：六味地黄丸加减。

熟地、山茱萸、山药、枸杞子、龟甲胶、泽泻、茯苓、丹皮、知母、川牛膝、秦艽、千年健、黄柏等。

临证时，以上证型可单独出现，但更多的是同时出现，相互夹杂，如风寒与痰湿并见，瘀血与寒湿并存，而患者多为年老体弱之人，不同程度地伴有脾胃虚弱、气血不足，故治疗选方用药时，应抓住主要矛盾，适当兼顾次要矛盾。正如《医宗必读》所言："在外者祛之犹易，入脏者攻之实难。治外者散邪为急，治脏者养正为先，治行痹者散风为主，御寒利湿、仍不可废，大抵参以补血之剂，盖治风先治血，血行风自灭也。治痛痹者散寒为主，散风燥湿，似不可缺，大抵参以补火之剂，非大辛大温，不能释其寒凝之害也。治着痹者，利湿为主，祛风解寒、实不可缺，大抵参以补脾之剂，盖脾强可以胜湿，而气足自无顽麻也。"除此之外，增生性膝关节炎患者还存在肝肾亏损、精血不足，不能充养筋骨，以致筋骨疼痛、萎软无力等，所以补肾强骨之剂，不可偏废。部分患者，内蕴湿热，故热象明显者，必用清热燥湿之品，不可拘泥于寒湿温散。同时，本病患者，部分病程较长，病情较为顽固，可适当配以虫类药物，如蜈蚣、全蝎、地龙、乌梢蛇、白花蛇等拔风透骨之品，以驱除病邪、增加疗效。

（二）中成药

1. 骨质增生丸

【药物组成】熟地黄、肉苁蓉、骨碎补、鹿衔草、鸡血藤、莱菔子等。

【方义分析】肾主骨，骨质增生为肾虚的病变，熟地黄滋补肾精为君药；肉苁蓉、骨碎补、鹿衔草补肾活血祛风，共为臣药；鸡血藤通经活络为佐；莱菔子消食理气为使；共奏补肾活血之功。

【临床应用】颈椎病、腰椎增生、增生性膝关节炎、腰疼、跟骨刺等。

【用法用量】每次 1~2 丸(3.5~7g)，每日 2 次，温开水送服。

2. 骨仙片

【药物组成】骨碎补、仙茅、熟地黄、黑豆、女贞子、枸杞子、牛膝、金樱子、防己。

【方义分析】阴阳不足、肝肾亏损，以骨碎补、仙茅温阳为君；熟地黄、黑豆、女贞子滋阴为臣；牛膝、枸杞子养阴补血、滋益肝肾为佐；防己利水除湿、金樱子收敛固涩为使。全方阴阳俱补，有助阳滋阴、强化筋骨之功。

【临床应用】颈椎病、增生性膝关节炎、肾虚腰痛、跟骨刺等。

【用法用量】每次 4~6 片(2~3g)，每日 2~3 次，温开水送服。

3. 独一味软胶囊

【药物组成】独一味。

【功效】活血止痛、化瘀止血。

【临床运用】用于多种外科手术后的刀口疼痛、出血，外伤骨折，筋骨扭伤，风湿痹痛以及崩漏、痛经、牙龈肿痛、出血、颈椎病、增生性膝关节炎、肩周炎等。

【用法用量】口服，一次 3 粒(1.5g)，一日 3 次。7 天为 1 个疗程；或必要时服。

【注意事项】偶见胃脘不适、隐痛。孕妇慎用。

4. 伸筋丹胶囊

【药物组成】乳香、没药、马钱子、红花、地龙、骨碎补、防己、五加皮。

【方义分析】本方为活血化瘀、舒筋活络之剂。乳香、没药活血化瘀、通痹止痛为君；马钱子、红花、地龙通络止痛、化瘀散滞为臣；骨碎补、防己、五加皮祛风除湿、强化筋骨、通行经络为佐使；共奏活血化瘀、通行经络之功。

【临床应用】血瘀型颈椎病、腰椎间盘突出症、增生性膝关节炎、肩周炎、跌打损伤、筋骨折伤等。

【用法用量】每次 5 粒(0.75g)，每日 2 次，饭后服用。

5. 藤黄健骨丸

【药物组成】熟地黄 1500g，鹿衔草 1500g，骨碎补 1500g(烫)，肉苁蓉 1500g，淫羊藿 1000g，鸡血藤 1000g，莱菔子(炒)500g，蜂蜜 250g。

【方义分析】重用熟地黄，其味甘，性微温，归肝、肾经，滋阴补血，益精填髓。大补肝肾之真阴，为君药。淫羊藿其味辛甘，性温，入肝、肾经，补肾壮阳、祛风除湿；肉苁蓉味甘、咸，性温，归肾、大肠经，补肾阳、益精血、益肾生髓。二药共用补肾之元阳，辅助补阴之君药，共取阴中求阳，少火生气之功，阴阳并补。骨碎补其味苦，性温，归肾、肝经，补肾强骨、续伤止痛；鹿衔草味甘、苦而性温，归肝、肾经，祛风湿、强筋骨、止血、补骨镇痛。以上四味，辅助君药补益肝肾、强筋健骨，共为臣药。鸡血藤其性温，味苦、甘，既能补肾益精添髓，又通畅经络、行气活血，通则不痛，活血通络，补骨止痛为佐药。莱菔子健骨、消食、理气，其性平，味辛、甘，以防补而滋腻之弊，为使药。本方组方严谨，理法分明，以补肾为本，治骨为标，标本兼治。

【功效】补肾、活血、止痛。

【临床运用】用于颈椎病，跟骨刺，增生性膝关节炎、腰疼等。

【用法用量】每丸重 3.5g；口服，蜜丸 1 次 1~2 丸，1 日 2 次。

水丸 1 次 2~4g，1 日 2 次。

6. 仙灵骨葆胶囊

【药物组成】淫羊藿、续断、补骨脂、地黄、丹参、知母。

【功效】滋补肝肾、活血通络、强筋壮骨。

【临床运用】用于肝肾不足、瘀血阻络所致骨质疏松症，症见腰脊疼痛，足膝酸软，乏力。

【用法用量】0.5g/ 粒，口服，1 次 3 粒，1 日 2 次；4~6 周为 1 个疗程。

【注意事项】忌食生冷、油腻食物；感冒时不宜服用；高血压、心脏病、糖尿病、肝病、肾病等慢性病严重者应在医师指导下服用；对本品过敏者禁用；过敏体质者慎用。

7. 伤痛宁胶囊

【药物组成】由川乌、草乌、田七、藏红花、当归、伸筋藤、海风藤、枫荷梨、醋酸洗必泰为主要原料。

【功效】祛风活血、消肿止痛。

【临床运用】适用于风湿性关节炎、颈椎病、肩周炎、腰肌劳损、增生性膝关节炎、筋骨疼痛及缓解运动引起的肌肉疲劳、酸痛等。

【用法用量】口服，1 次 4 粒，1 日 2 次。

8. 珍牡肾骨胶囊

【药物组成】珍珠母、牡蛎、羧甲基纤维素钠、微晶纤维素。

【功效】强化筋骨。

【临床运用】腰背痛、颈椎病、增生性膝关节炎、肢体关节疼痛。

【用法用量】1次1粒，1日3次。

【注意事项】忌生冷、油腻，孕妇慎用。

9. 痛血康胶囊

【药物组成】重楼、草乌、金铁锁、化血丹等。

【功能】活血化瘀、止血、止痛。

【临床运用】跌打损伤，外伤出血，胃、十二指肠治疗引起出血，血瘀型增生性膝关节炎，颈椎病，腰椎间盘突出症等。

【用法用量】一次0.2g，每日3次，也可外敷患处。

【注意事项】心、肝、肾功能损伤者不可用，服药期间忌食蚕豆、鱼类、酸冷食物。

10. 壮腰健肾丸

【药物组成】狗脊、黑老虎、千斤拔、桑寄生、女贞子、鸡血藤、金樱子、牛大力、菟丝子。

【功效】强腰健肾、祛风湿、养血。

【临床运用】肾亏腰痛、膝软无力、小便频数、风湿骨痛、神经衰弱、肾虚型增生性膝关节炎、腰椎间盘突出症、颈椎病等。

【用法用量】一次3.5g，一日2~3次。

【注意事项】孕妇忌服，儿童禁用，恶寒发热忌服。

11. 风湿镇痛片

【药物组成】丁公藤、黑老虎、桑寄生。

【方义分析】丁公藤辛温祛风胜湿、舒筋活络、消肿止痛为君；黑老虎活血化瘀、行气止痛为臣；桑寄生补肝肾、强筋骨为佐使。

【临床运用】各种痹证、颈椎病、腰椎间盘突出症、增生性膝关节炎、肩周炎等。

【用法用量】每次 4~5 片，每日 3 次，温开水送服。

12. 六味地黄丸

【药物组成】熟地黄、山茱萸、山药、茯苓、牡丹皮、泽泻。

【方义分析】本方为滋阴代表方，重用熟地黄滋补肾阴、填精益髓而生血为君；山茱萸补益肝肾、涩精、敛汗、山药补脾阴而固精为臣；牡丹皮清泻肝火为佐；茯苓、泽泻清热利尿、泻火利湿为使。对肝肾阴虚证，最为合适。

【临床应用】颈椎病、肩周炎、腰椎间盘突出症、增生性膝关节炎、小儿发育不良、糖尿病等。

【用法用量】每次 6~9g，每日 2 次，温开水送服。

13. 金匮肾气丸

【药物组成】肉桂、附子、熟地黄、山药、山茱萸、牡丹皮、茯苓、泽泻。

【方义分析】本方为治肾阳虚衰、命门火不足的代表方，将肉桂、附子加入六味地黄丸方中，以温阴中之阳，即所谓"益火之源，以消阴翳"也。

【临床应用】颈椎病、肩周炎、肾阳虚腰痛、增生性膝关节炎、跟骨刺等。

【用法用量】每次 1 丸(6~9g)，每日 2 次，温开水送服。

14. 舒筋活血片

【药物组成】红花、香附、狗脊、香加皮、络石藤、伸筋草、泽兰、桑寄生、鸡血藤、自然铜。

【功效】活血散瘀、舒筋活络。

【临床应用】筋骨疼痛、肢体拘挛、腰背酸痛、腰椎间盘突出症、增生性膝关节炎、跌打损伤等。

【用法用量】每次 5 片，每日 3 次。

【注意事项】孕妇忌服。

15. 小活络丹

【药物组成】胆南星、川乌、草乌、地龙、乳香、没药。

【方义分析】本方以川乌、草乌温经活络、祛风散寒为主药；制胆南星燥湿化痰、祛风通络为臣；乳香、没药行气活血、化瘀止痛为佐；地龙通经活络为使；共奏温经通络、祛风除湿，祛瘀止痛之功，使风寒、痰湿、瘀血得以祛除，经络得通。

【临床应用】风寒、痰湿、血瘀型颈椎病，肩周炎，腰椎间盘突出症，增生性膝关节炎，中风，风湿痹痛。

【用法用量】每次 1 丸(6~9g)，每日 2 次，温开水送服。

16. 寒湿痹冲剂

【药物组成】附子、制川乌、生黄芪、桂枝、麻黄、白术、当归、白芍、威灵仙、木瓜、细辛、蜈蚣、炙甘草。

【方义分析】本方专为寒湿阻络的病证而设。以川乌、附子大辛大热、温阳散寒为君；麻黄、桂枝、白术散风通阳、蠲痹除湿，威灵仙散风湿为臣；细辛、蜈蚣通络止痛，当归、白芍、黄芪益气养血活血为佐；同时可防辛热之川乌、附子、走窜之灵仙、蜈蚣伤及气血，甘草调和诸药。诸药合用，辛润并施，通达内外，共奏温阳驱寒逐湿之功。

【临床应用】寒湿型颈椎病、肩周炎、腰椎间盘突出症、增生性膝关节炎、风湿性关节炎、类风湿关节炎。

【用法用量】每次10~20g，每日2~3次，温开水送服。

17. 根痛平

【药物组成】伸筋草、白芍、狗脊(沙烫去毛)、续断、地黄、红花、乳香(醋炙)、没药(醋炙)、桃仁、牛膝、葛根、甘草。

【功效】活血、通络、止痛。

【临床运用】用于风寒阻络所致颈椎病、肩周炎、腰椎间盘脱出征、增生性膝关节炎等。

【用法用量】口服，小片1次5片，大片1次3片，1日3次，饭后服用。

【注意事项】严重肝肾功能不良者忌用。胃溃疡、十二指肠溃疡、急性胃炎、胃出血患者忌用。孕妇禁用。

18. 豨莶风湿丸

【药物组成】豨莶草、威灵仙、防己、桑寄生、桑枝、槐枝。

【方义分析】本方专用风湿痹痛，以豨莶草祛风除湿、舒筋活络为君；威灵仙、防己祛风除湿、通络止痛为臣；桑寄生、桑枝补肝肾、强筋骨、养血通络为佐；槐枝通经行络为使。

【临床运用】风湿性颈椎病、肩周炎、腰椎间盘突出症、增生性膝关节炎、风湿痹痛、腰痛等。

【用法用量】每次 1 丸(9g)，每日 3 次，温开水送服。

19. 舒筋活络丸

【药物组成】五加皮、胆南星、川芎、豨莶草、桂枝、地枫皮、独活、牛膝、当归、木瓜、威灵仙、羌活。

【方义分析】风湿侵袭、经络痹阻而为痹痛，重用五加皮祛风除湿、强健筋骨，桂枝温通经脉、散寒止痛为君；当归、川芎养血活血、祛风通络，羌活、独活祛风除湿、散寒止痛为臣；胆南星燥湿豁痰、散风破结，豨莶草、地枫皮、威灵仙祛风除湿、通经络，牛膝、木瓜强健筋骨、祛风除湿、散寒止痛为佐使，共奏祛风除湿、舒筋活络之功。

【临床应用】风寒湿型颈椎病、痰湿型颈椎病、风寒湿型肩周炎、腰椎间盘突出症、增生性膝关节炎、风湿痹痛、腰痛。

【用法用量】每次 1 丸，每日 2 次，温开水送服。

20. 壮骨伸筋胶囊

【药物组成】淫羊藿、熟地黄、鹿衔草、骨碎补、肉苁蓉、鸡血藤、红参、狗骨、茯苓、威灵仙、豨莶草、葛根、延胡索、山楂、洋金花。

【功效】补益肝肾、强筋健骨、活络止痛。

【临床运用】肾虚型颈椎病、肩周炎、肾虚腰痛、增生性膝关节炎、痹证。

【用法用量】每次 1.8g，每日 3 次，温开水送服。

21. 壮骨关节丸

【药物组成】狗脊、淫羊藿、独活、骨碎补、木香、鸡血藤、续断、熟地黄。

【功效】补益肝肾、养血活血、强健筋骨、理气止痛。

【临床应用】肾虚型颈椎病、肩周炎、肾虚腰痛、增生性膝关节炎、痹证、跟骨刺等。

【用法用量】每次 6g，每日 2 次，温开水送服。

22. 骨刺消痛液

【药物组成】川乌、威灵仙、牛膝、桂枝、木瓜等。

【方义分析】本方为祛风散寒、通络止痛之剂，以川乌辛热祛风除湿、散寒止痛为君；以威灵仙、牛膝、桂枝祛风通、散寒止痛为臣；木瓜酸温为佐使，温热并用，酸甘具施。

【功效】祛风通络、活血止痛。

【临床运用】风寒湿型颈椎病、肩周炎、腰腿疼痛、跟骨刺、风寒湿痹等。

【用法用量】每次 10~15ml，每日 2 次。

【注意事项】乙醇过敏者忌用，孕妇忌用。

23. 舒筋活络酒

【药物组成】羌活、独活、木瓜、防风、蚕沙、桑寄生、续断、当归、川芎、红花、川牛膝、玉竹、白术、红曲、甘草。

【方义分析】本方为风寒湿痹药酒。以羌活、独活祛风胜湿为君；以木瓜酸温舒筋活络，防风祛风除湿，蚕沙除湿祛风为臣；桑寄生、续断补肝肾、强筋骨，当归、川芎、红花、牛膝养血活血为佐；玉竹、红曲、白术健脾胃为使。全方配合，有补先天，实后天、通经络、畅气血，使风寒湿邪尽去。

【功效】祛风除湿、舒筋活络。

【临床应用】风寒湿颈椎病、肩周炎、风寒湿痹、腰腿疼痛、跌打损伤。

【用法用量】每次 20~30ml，每日 2 次，口服。

【注意事项】孕妇慎用。

24. 祛风活血酒

【药物组成】红花、鸡血藤、当归、乳香、没药、玉竹、独活、桑枝、川芎、枸杞子、红曲、肉桂、桑寄生、续断、牛膝、松节、木瓜。

【方义分析】本方为祛风活血之剂，以红花、鸡血藤、当归、川芎、乳香、没药、松节活血养血、行气止痛为君；以独活、桑枝、木瓜祛风胜湿、温通经络，桑寄生、牛膝、肉桂、枸杞子、续断补益肝肾、强化筋骨为臣；以玉竹滋养胃阴为佐使。共奏祛风活血，强筋壮骨，通络止痛之功。

【临床应用】风寒湿型、血瘀型颈椎病、肩周炎、腰椎间盘突出症、增生性膝关节炎、风寒湿痹，跌打损伤。

【用法用量】每次 20ml，每日 3 次。

25. 七叶安神片

【药物组成】三七叶提取的总皂苷制成的片。

【功效】益气安神、活血止痛。

【临床运用】用于心气不足、心血瘀阻所致的心悸、失眠、胸痛、胸闷。

【用法与用量】口服。1 次 50~100mg，1 日 3 次，饭后服。

26. 元胡止痛片

【药物组成】延胡索、白芷等。

【功效】理气活血、祛瘀止痛。

【临床应用】气滞血瘀型胁痛、胃痛、腰痛、头痛、痛经、筋骨疼痛等。

【用法用量】每次 4~6 片，1 日 3 次，温开水送服。

27. 活血止痛胶囊

【药物组成】当归、土鳖虫、三七、乳香(制)、冰片、自然铜(煅)。辅料为微粉硅胶、淀粉。

【功效】活血散瘀、消肿止痛。

【临床应用】跌打损伤、瘀血肿痛、瘀血型颈椎病、肩周炎、腰椎间盘突出症、增生性膝关节炎。

【用法用量】0.25g/ 粒，用温黄酒或温开水送服，1 次 4 粒，1 日 3 次。

（张卫华）

二、西药

1. 硫酸氨基葡萄糖

【药理作用】硫酸氨基葡萄糖是一种天然的、生理状态的氨基单糖，在硫酸根的介导下，相互连接构成硫酸软骨素、硫酸角质素、透明质酸等聚多糖，继而通过中央蛋白的连接组成蛋白多糖聚合体，并与胶原纤维等物质一起构成软骨基质，参与软骨代谢，促进和恢复软骨基质蛋白多糖聚合体的合成，抑制损伤软骨的酶，如胶原酶、磷脂酶 A_2、基质金属蛋白酶等，同时还抑制超氧化物自由基，减少对胶原纤维的损害，防止糖皮质激素对软骨细胞的损害，特异性作用于关节软骨，可延缓骨关节疼痛的病理过程和疾病的进程，改善关节活动，缓解疼痛。适用于全身各个部位的骨关节炎，如膝关节、髋关节以及脊柱、腕、手、肩关节和踝关节等。

【用法用量】口服，最好在进餐时服用，每次 1~2 粒，1 日 3 次，连续服用 4~12 周或根据需要延长，每年重复治疗 2~3 次。

【注意事项】极少数病例有轻微而短暂的胃肠道不适，如恶心和便秘。偶见轻度嗜睡。

2. 洛索洛芬纳

【药理作用】为前体药物，经消化道吸收后在体内转化为活性代谢物，其活性代谢物通过抑制前列腺素的合成而发挥镇痛、抗炎、解热作用，在吸收入血前对胃肠道无刺激，故对胃肠道无明显刺激作用，适于骨关节炎、类风湿关节炎、腰痛、腰间盘突出、肩周炎、颈椎病及外伤、术后镇痛。

【用法用量】每次 60mg（1 片），每日 3 次，1 日最大剂量不超过 180mg。

【注意事项】避免与其他非甾体抗炎药合用，消化道溃疡、心衰、肝肾功能损害者禁用。

3. 美洛昔康分散片

【药理作用】为非甾体类抗炎药，能抑制机体环氧酶的活动，从而阻断前列腺素的合成，而达到消炎止痛的作用，具有较强的消炎、止痛、退热作用。适用于类风湿关节炎、疼痛性骨关节炎、风湿性关节炎、头痛、颈肩痛、腰腿痛、劳损、痛经等。

【用法与用量】类风湿关节炎，每日 15mg，症状缓解后，可降为每日 7.5mg。骨关节炎，每日 7.5mg。

【注意事项】避免与其他非甾体抗炎药合用，可出现胃肠道出血、溃疡、穿孔等，也可出现白细胞、血小板减少及过敏性哮喘等。

4. 甲芬那酸胶囊

【药理作用】为非甾体抗炎镇痛药，具有抗炎、解热、镇痛作用，抗炎作用较强。适用于骨、关节痛及劳损、神经痛、头痛、痛经、癌性痛、牙痛等。

【用法与用量】首服 0.5g，6 小时 1 次，每次 0.25g，每日 4 次，1 个疗程不超过 7 日。

【注意事项】炎症肠炎、活动性消化道溃疡禁用，孕妇、哺乳期妇女不宜使用。

5. 氯诺昔康

【药理作用】氯诺昔康为非甾体类消炎镇痛药，系噻嗪类衍生物。它通过抑制环氧合酶（COX）的活性来抑制前列腺素合成，具有较强的镇痛和抗炎作用。激活阿片神经肽系统，发挥中枢镇痛作用。氯诺昔康抑制环氧酶的作用比替诺昔康、吲哚美辛、双氯芬酸强 100 倍，抑制炎症疼痛的作用比替诺昔康强 10 倍，对 5- 脂氧化酶途径的作用较弱。氯诺昔康镇痛作用较强，不良反应较轻微，耐受性较好。

【适应证】适用于风湿性和类风湿关节炎、增生性骨关节病，也用于神经炎、神经痛、急性痛风、术后疼痛等。

【用法和用量】8mg/次，2次/日，最大量不超过24mg/日。不良反应胃肠不良反应约16%，一般的不良反应和(或)中枢神经系统紊乱5%，皮肤反应2%。

【注意事项】常见腹痛、腹泻、眩晕、头痛，以及血清尿素氮和肌酐升高，肝功能异常。偶见失眠、嗜睡、脱发、斑疹、水肿、血压增高或降低、心悸、肝功能障碍、耳鸣。急性消化道出血或活动性溃疡、中重度肾功能受损、严重肝功能受损、孕妇和哺乳期妇女禁用。

5. 尼美舒利颗粒

【药理作用】为非甾体类抗炎药，可能主要抑制前列腺素的合成、白细胞介质的释放、多形核白细胞的氧化反应，而达到抗炎、镇痛、解热作用。

【用法用量】一次0.05~0.1g，每日2次，饭后服，适于慢性关节炎症、创伤或手术后疼痛和炎症。

【注意事项】消化道溃疡、出血、脑血管出血、心脏搭桥术后凝血障碍、心衰、肝功能损害禁用。

6. 吲哚美辛(消炎痛)

【药理作用】为非甾体抗炎解热镇痛药，通过抑制体内前列腺素的合成而产生镇痛、消炎、解热作用，镇痛效应可持续5~6小时，也有抗血小板聚集、防止血栓形成的作用。

【用法用量】饭时或饭后服，每次25mg，每日2~3次；若有头痛、眩晕可减量或停药，若未见不良反应，可增至每日 125~250mg。

7. 吡罗昔康

【药理作用】抗炎镇痛药，其机制与抑制前列腺素的合成有关，疗效显著，迅速而持久，优于吲哚美辛、布洛芬、萘普生，为较好的长效抗风湿药，特点是服用量小，半衰期长，为45小时，每日服20mg，24小时有效，长期服用，耐受性好，无积蓄作用，不良反应小。

【用法用量】口服，每日20mg，饭后服，每日总量不超过40mg。

【注意事项】长期服用应注意血象和肝、肾功能，也可引起消化道出血。

8. 布洛芬

【药理作用】为具有抗炎、解热、镇痛作用的非甾体抗炎药，消炎、镇痛、解热效果与阿司匹林相近。其消炎作用能使类风湿关节炎、骨关节炎病人的关节肿胀、疼痛、晨起关节强直减轻。对血象、肾功能无影响。

【用法用量】口服0.2g，每日3次，饭时或饭后服用。

【注意事项】消化道溃疡及有溃疡史者慎用。

9. 依托度酸

【药理作用】为非甾体类抗炎药，作用机制为阻断环氧化酶的活性，在炎症部位选择性地抑制前列腺素的生物合成而具有抗炎、镇痛、解热作用。适于骨关节炎、类风湿关节炎、增生性膝关节炎。

【用法用量】一次 0.2~0.4g, 8 小时 1 次，每日剂量不超过 1.2g。

【注意事项】胃肠溃疡、出血，对其他非甾体药过敏者禁用，可出现消化系统、神经系统不良反应。

10. 芬必得

【药理作用】具有解热、镇痛、抗炎作用。为布洛芬的缓释胶囊，能使药物在体内逐渐释放，2~3 小时血药浓度达到峰值，半衰期为 4~5 小时，与布洛芬比较有以下优点：①保持血药浓度平稳，避免普通剂型多次给药造成的血药浓度波动，从而提高疗效，降低不良反应。②持续时间长(12 小时)，晚饭前服 1 粒，有助于防止夜间疼痛、晨僵的发生。

【用法用量】口服，早晚各 1 粒，病情需要，可增至每日 6 粒。

【注意事项】活动性消化道溃疡禁用。

11. 萘普生

【药理作用】为非甾体消炎镇痛药，抗炎作用强，镇痛作用为阿司匹林的 7 倍，解热作用为阿司匹林的 22 倍，为一种高效低毒的消炎、解热、镇痛药。口服后吸收迅速而完全，一次给药后 2~4 小时血浆浓度达高峰，在血浆中 99% 以上与血浆蛋白结合，半衰期为 13~14 小时，自尿中排除。

【用法用量】口服，每次 0.25~0.5g，每日 2 次(早晚各 1 粒)

【注意事项】消化道溃疡慎用。

12. 萘普生缓解胶囊(适络特)

【药理作用】非甾体消炎镇痛药，有明显抑制前列腺素合成酶的作用，减少前列腺素释放，还能稳定该酶体膜，保护该酶体，从而减少致炎物质的生成，是较好的消炎、解热、镇痛药。

【用法用量】口服，成人首次 0.5g，以后每次 0.25g，每日 1~2 次。

【注意事项】有血小板功能障碍者、凝血机制障碍者、哮喘、心功能不全、高血压、肾功能不全者及胃、十二指肠溃疡者慎用。

13. 苯丙氨酯(强筋松)

【药理作用】为中枢性骨骼肌松弛药，具有镇静、抗炎、解热、镇痛作用。

【用法用量】口服每次 0.2~0.4g（1~2 片），每日 3 次。

【注意事项】肝、肾功能损害者慎用。

14. 骨肽片

【药理作用】为健康猪的四肢骨提取物骨肽粉加工而成，能调节骨肽代谢，刺激成骨细胞增殖，促进新骨形成，调节钙磷代谢，增加骨钙沉积，防治骨质疏松，具有抗炎活性，可抑制骨关节炎症的炎性浸润和关节损伤，加速骨关节退化部分和关节损伤部位的骨代谢，促进软骨的修复。

【用法用量】口服，每次 1~2 片，每日 3 次，饭后服用，15天 1 个疗程。

【注意事项】不能与氨基酸、碱类药物同用。

15. 非普拉宗

【药理作用】为非甾体类消炎镇痛药，消炎、解热、镇痛作用是通过强力抑制 PG 的合成实现的，化学结构中引入了有抗溃疡作用的基戊烯基，使之既保留了消炎、镇痛作用，又减轻了不良反应，避免了同类药物对胃黏膜的不良刺激作用。

【用法用量】每日 200mg，分 2~3 次口服，维持量每日 100~200mg。

【注意事项】肾功能不全者慎用，肝功能不全、出血性疾病忌用。

16. 双氯芬酸钠（扶他林）

【药理作用】本品含双氯芬酸钠，为非甾体类化合物，主要机制是抑制前列腺素的合成（前列腺素为致炎症、疼痛、发热的主要原因），具有明显的抗风湿、消炎、镇痛、解热作用，药物进入小肠后，可迅速吸收，服用 0.5g 后，2 小时即达到平均峰值血药浓度，本药可进入滑膜，当血浆浓度达峰值后 2~4 小时内测得滑液中的浓度最高，药物在滑液中消除半衰期为 2~6 小时，意味着用药后 4~6 小时滑液中活动物质的浓度已经高于血液中的浓度，并能持续 12 小时。

给药剂量的 60% 以代谢的形式经肾排除，原型药物的排泄不足 1%，其余部分以代谢物的形成通过胆道排泄到肠道，从粪便中清除。

【用法用量】每日 100~150mg，分 2~3 次服用，饭前服，轻病人每日 75~100mg，儿童每日 0.5~2mg/kg，分 2~3 次服。

【注意事项】胃肠功能紊乱、胃肠道溃疡、溃疡性结肠炎、克罗恩病及肝功能不全者、凝血障碍者、中枢神经系统障碍者慎用。

17. 赖氨酸阿司匹林（赖氨匹林）

【药理作用】为阿司匹林和赖氨酸复合盐，能抑制环氧化酶，减少前列腺素的合成，具有解热、镇痛、消炎作用。静脉注射后起效较快，血药浓度高，约为口服的 1.6 倍，并立即代谢为水杨酸，其浓度迅速上升，肌内注射后，有效血药浓度可维持 36~120 分钟。

【用法用量】肌内注射或静脉注射，以 4ml 注射用水或 0.9% 氯化钠注射液溶解后注射，成人每次 0.9~1.8g，每日 2 次；儿童每日 10~25mg/kg。分 2 次给药。

【注意事项】年老体弱或体温达 40℃以上者严格掌握给药剂量，以免出汗过多引起虚脱。严重肝功能损害者，低凝血酶原血症、维生素 K 缺乏，血小板减少者禁用，有哮喘及其他过敏史、痛风、心功能不全、高血压、肾功能不全者慎用。

18. 天君利（双氯芬酸钾）

【药理作用】为非甾体类抗炎药，起效较快，主要是通过抑制前列腺素的合成而产生抗炎、解热、镇痛作用，口服后迅速吸收，口服 50mg 约 30 分钟血药浓度达峰值。约 60% 以代谢物形式从尿中排泄，少于 1% 以原形药排出，其余从胆汁排除。

【用法用量】口服，饭前服用，成人每天 100~150mg，分 2~3 次服用。

【注意事项】胃肠道疾病及肝功能损害者慎用，孕妇，有眩晕史及其他中枢神经疾病者慎用。对本药及其他非甾体抗炎药过敏者禁用。

19. 酮咯酸

酮咯酸又称痛力克、痛立清、安贺拉、酮咯酸氨基丁三醇。

【药理作用】本品为吡咯酸的衍生物，属非甾体抗炎药，抑制 PG 合成，具有镇痛、抗炎、解热作用及抑制血小板聚集作用。镇痛作用近似阿司匹林。口服吸收完全，给药后 24 小时可达稳态血浓度，口服或肌注后镇痛作用持续 6~8 小时。关节腔内药物浓度为血浓度 50% 以上。肝代谢产物羟基酮咯酸有抗炎、镇痛作用。以原型由肾脏排泄。用于中、重度疼痛如术后、骨折、扭伤、牙痛及癌性痛等的止痛。

【用法用量】口服：每次 10mg（每片 10mg），1 日 1~4 次；严重疼痛每次 20~30mg，1 日 3~4 次。

【注意事项】常见嗜睡、头晕、头痛、思维异常、抑郁、欣快、失眠。剂量过大可产生呼吸困难、苍白、呕吐。注射局部有刺激，偶见皮下出血、青紫等。对阿司匹林过敏者及孕妇禁服。肝肾疾病、心脏病、高血压患者忌服。

20. 塞来昔布

【药理作用】塞来昔布是非甾体类抗炎药，塞来昔布胶囊的作用机制是通过抑制环氧化酶 –2 来抑制前列腺素生成。口服单剂量塞来昔布后约 3 小时达最高血药浓度。用于骨关节炎、类风湿关节炎、成人急性疼痛。

【用法用量】骨关节炎：200mg，每日 1 次口服或 100mg 每日 2 次口服。类风湿关节炎：100mg 至 200mg，每日 2 次。

21. 氯唑沙宗片

【成分】本药的化学名为 5– 氯 – 苯异恶唑啉酮 –2。

【药理作用】本品为中枢性肌肉松弛剂，主要作用于脊髓和大脑皮质下区域而产生肌肉松弛效果。口服后1小时内起效，持续3~4小时。

【适应证】适用于各种急性、慢性软组织(肌肉、韧带、筋膜)扭伤、挫伤，运动后肌肉酸痛，肌肉劳损所引起的疼痛，由中枢神经病变引起的肌肉痉挛，以及慢性筋膜炎等。

【用法用量】饭后服用。成人1次0.2~0.4g，1日3次，症状严重者可酌情加量，儿童遵医嘱。

【注意事项】对氯唑沙宗过敏者，肝、肾功能损害者慎用。

（薛秋萍）

三、外用药

（一）熏蒸疗法

熏蒸疗法是以中医基本理论为指导，选用中草药煮沸后产生的药雾进行熏蒸，借药力、热力直接作用于所熏蒸部位，起到祛风除湿、活血化瘀、舒筋活络、散寒止痛、杀菌止痒作用，以达到防治疾病的目的。

1.熏蒸疗法的作用

药物渗透、直接吸收　药物通过蒸汽，直接接触病变皮肤，透过皮肤渗透到机体，局部皮肤温度的升高，会加速药物的吸收，药物直接到达病变部位而发挥作用。

温热作用、祛风散寒　适宜的温度直接作用于病变部位，给人以舒适感，能祛风散寒、解除疲劳，降低皮肤神经末梢的兴奋性，缓解局部肌肉的紧张、痉挛、强直。

改善微循环、活血化瘀 局部熏蒸过程中，温度慢慢升高，毛细血管扩张，血液循环加快，促进局部新陈代谢，加速炎症的消退、吸收，瘀血肿胀的消散，促进组织的再生。

滋润肌肤、强身健体 使皮肤细润，养颜生肌，补肾壮骨，延年益寿。

发表解肌、疏通腠理、调气和血 适用于风寒湿性疼痛。

2. 熏蒸疗法的适应证

风湿性关节炎、类风湿关节炎、颈椎病、肩周炎、腰椎间盘突出症、强直性脊柱炎、增生性膝关节炎等颈腰痛性疾病；神经衰弱、乏力等亚健康疾病。感冒、咳嗽、气喘等呼吸道疾病，皮肤病等。

3. 使用方法

取仰卧位，熏蒸患膝，初次熏蒸，先将温度适当调低，待病人适应后，逐渐调至耐受温度，在熏蒸过程中，密切观察病人情况，了解病人的感受、疼痛缓解情况、有无不适，如有异常，主动关闭治疗仪。每次 30 分钟，熏蒸后，卧床休息片刻，用干毛巾将局部擦干。

4. 注意事项

熏蒸期间，睡硬板床，适当补充水分、营养物质，避免膝部受凉。膝部结核、马尾肿瘤、严重高血压、心脏病、骨质疏松、高龄者忌用。

5. 熏蒸药物

独活、羌活、川芎、菖蒲、桂枝、川乌、细辛、防风、路路通、鸡血藤等。

（二）中药汁外洗

将中药煎成药汁，外洗患处，所用药物多为祛风散寒、舒筋活络、活血化瘀等作用的中药。

1. 方一

【药物】透骨草、延胡索、当归尾、姜黄、花椒、威灵仙、海桐皮、乳香、没药、羌活、白芷、苏木、五加皮、红花、桑枝、土茯苓各 10g。

【功效】祛风散寒、活血化瘀、舒筋活络、消肿止痛。

【主治】增生性膝关节炎、风寒型颈椎病、瘀血型颈椎病、肩周炎、腰腿疼痛。

【用法】将上述药物用纱布包好先用凉水浸泡约 60 分钟，加水 4000ml 煎煮，开锅后文火煎约 40 分钟，将药汁冷至约 50℃，手拿盛药的纱布蘸洗患膝，每次约 30 分钟，每日 1 次。如药液凉，可适当加温，1 剂可洗 2~3 天，以药液不变质发酸为限，对于天冷不便洗者，可将包稍拧，不使药汁流淌，外敷患处，外加干毛巾保温。如药包凉，可在药液中加温，每次 30 分钟，每日 1 次。

2. 方二

【药物】川乌、草乌、苍术、独活、桂枝、细辛、防风、艾叶、花椒、刘寄奴、红花、透骨草、伸筋草各 10g。

【功效】温经散寒、通络止痛。

【主治】增生性膝关节炎、除血瘀型以外的各型颈椎病、肩周炎、腰椎间盘突出症，尤其对风寒湿型最为适宜。

【用法】同方一。

(三)酊剂外搽

将中药提取，以强渗透剂为载体，制成酊剂外搽患处，直接作用于患处。常用的主要有以下几种。

1.云南白药酊

【药物组成】略。

【功效】活血化瘀、消肿止痛。

【主治】瘀血型颈椎病、肩周炎、跌打损伤、增生性膝关节炎、腰椎间盘突出症、冻疮、风寒湿痹。

【用法】选用毛刷蘸取药液直接涂于患膝，用湿热毛巾盖于患处，并将热水袋放在湿热毛巾上热敷 20~30 分钟，使局部保持热度，每次 2~5ml，10 日为 1 个疗程。也可搽涂患处后用理疗器械如红外线、神灯等照射，照射期间可搽涂 2~3 次，每次照射 40 分钟。

2.正红花油

【药物组成】白油 10%、白樟油 10%、桂醛 3%、松节油 35%、冬青油 40%。

【功效】祛风除湿、活血化瘀、消肿止痛。

【主治】颈椎病、肩周炎、腰椎间盘突出症、增生性膝关节炎、跌打损伤、关节炎。

【用法】同云南白药酊。

3. 骨友灵擦剂

【药物组成】红花、鸡血藤、川乌、威灵仙、防风、蝉蜕、延胡索、何首乌、续断、冰片、陈醋、白酒。

【功效】活血化瘀、舒筋活络。

【主治】增生性膝关节炎、颈椎病、肩周炎、腰椎间盘突出症、软组织损伤等。

(四)膏药

1. 黑膏药

(1)活血止痛膏

【药物组成】辣椒、干姜、生川乌、独活、甘松、樟脑、丁香油等。

【功效】祛风除湿、散寒止痛。

【主治】增生性膝关节炎、风寒湿型颈椎病、肩周炎、腰腿痛、跌打损伤。

【用法】烘热软化后贴于患处，每贴 2~3 天。

(2)东方活血膏

【药物组成】生川乌、生草乌、红花、乳香、没药、羌活、独活、当归、木鳖子、天麻、雄黄、全蝎。

【功效】祛风散寒、活血化瘀、舒筋活络。

【主治】颈椎病、肩周炎、腰椎间盘突出症、增生性膝关节炎等。

【用法】用少许白酒或乙醇搓擦患处至局部有微热感，将膏药加温软化后贴于患处,每帖7天。

(3)镇江膏药

【药物组成】冰片、土鳖虫、肉桂、薄荷脑、乌梢蛇、生川乌、蜈蚣、羌活、天南星、独活、红花等。

【功效】祛风止痛、化瘀祛瘀、消散顺气。

【主治】增生性膝关节炎、颈椎病、肩周炎、腰椎间盘突出症、跌打损伤、半身不遂。

【用法】烘热软化后贴于患处。

2. 橡皮膏

(1)通立康

【功效】由磁块与中药粉组成,将磁场疗法与中医内病外治法相结合。磁疗有消炎镇痛、改善微循环之作用;中药有活血化瘀、祛风散寒、疏经通络、消肿止痛之功效。

【主治】适用于增生性骨关节病、软组织损伤、椎间盘脱出症、类风湿关节炎。

【用法用量】外贴患处。

(2)通络祛痛膏

【药物组成】当归、川芎、红花、山奈、花椒、胡椒、丁香、肉桂、荜茇、干姜、大黄、樟脑、冰片、薄荷脑。辅料为:橡胶、松香、氧化锌、羊毛脂、凡士林、液体石蜡、二甲基亚砜。

【功效】活血通络、散寒除湿、消肿止痛。

【主治】用于腰部、膝部骨性关节炎属瘀血停滞、寒湿阻络证,症见:关节刺痛或钝痛,关节僵硬,屈伸不利,畏寒肢冷等。

【用法用量】外贴患处，每次 1~2 贴，1 日 1 次。

【注意事项】贴敷处偶见皮肤瘙痒、潮红、皮疹，皮肤破损处忌用；孕妇慎用。每次贴敷不宜超过 12 小时，防止贴敷处发生过敏。

（3）伤湿祛痛膏

【药物组成】川乌、草乌、干姜、麻黄、白芷、苍术、山奈、当归、小茴香、薄荷脑、冰片、樟脑、冬青油。

【功效】温经散寒、通络止痛。

【主治】增生性膝关节炎、颈椎病、肩周炎、腰椎间盘突出症、关节疼痛、跌打损伤。

【用法】视患处部位大小，选用一张或数张，贴于患处。

（4）祛风活络膏

【药物组成】生川乌、生草乌、辣椒、干姜、川芎等。

【功效】祛风除湿散寒、舒筋活血止痛。

【主治】颈椎病、肩周炎、腰椎间盘突出症、增生性膝关节炎、风湿性关节炎、类风湿关节炎、跌打损伤。

【用法】外贴患处。

（5）筋骨宁膏

【药物组成】骨碎补、生天南星、续断、红花、土鳖虫、桃仁、乳香、没药、当归、蒲公英、羌活、透骨草、五加皮、樟脑、冰片、桉叶油等。

【功效】活血化瘀、通络止痛。

【主治】增生性膝关节炎、颈椎病、肩周炎、跌打损伤、风湿痹痛、闪腰岔气。

【用法】视病处大小贴于患处。

（6）止痛透骨膏

【药物组成】急性子、白芷、藤黄、威灵仙、川芎、蜂蜜。

【功效】祛风散寒、活血化瘀、通络止痛。

【主治】颈椎病、肩周炎、腰椎间盘突出症、增生性膝关节炎属瘀血、风寒阻络者。

【用法】将患部皮肤洗净拭干，揭去塑料薄膜，贴于患处，膝部贴时取坐位，每次 3~5 贴，膝部屈膝 90°，每次 2~4 贴。

【注意事项】孕妇忌用，皮肤破损者禁用。

（7）麝香壮骨膏

【药物组成】麝香、大茴香、山柰、生川乌、生草乌、麻黄、白芷、苍术、当归、干姜、薄荷脑。

【主治】风湿病、腰痛、增生性膝关节炎、神经痛、肌肉酸痛、扭伤、挫伤。

【用法】撕去覆盖的薄膜，贴于洗净拭干的患处。

【注意事项】皮肤破损或感染者禁用。有皮肤病慎用，偶见过敏症状，出现皮肤发痒、发红、紫斑等。

（五）热敷药

1. 关节炎热熨剂

【药物组成】生川乌、独活、松节、姜黄、细辛、苍术、白芥子、川芎、红花、乳香、艾叶、樟脑、薄荷、桉叶油、铁粉等。

【功效】祛风散寒、温经通络。

【主治】风寒湿型增生性膝关节炎、颈椎病、肩周炎、腰椎间盘突出症、胃寒痛、妇人小腹冷痛等。

【用法用量】使用时，撕去外层塑料袋，揉搓 1~2 分钟，使之发热，敷于患处，可持续 24 小时，温度过高可垫毛巾。

2. 坎离砂

【药物组成】防风、透骨草、当归、川芎、铁屑、米醋。

【功效】祛风散寒、温经通络、活血止痛。

【主治】颈椎病、肩周炎、增生性膝关节炎、腰椎间盘突出症、关节痛等。

【用法】将药粉和铁屑倒入碗内，混匀，每 250g 加米醋15g，立即拌匀，装入布袋，用棉垫盖严，发热后敷于患处，药凉后取下，再用时仍可拌醋 15g。如前法，反复数次，直到不产热为止。每日 1~2 次，也有袋装去塑料袋后即自动发热，敷于患处，维持 24 小时，不热可再换药。

3. 复方热敷散

【药物组成】川芎、红花、陈皮、柴胡、乌药、独活、干姜、艾叶、侧柏叶、铁粉等。

【功效】祛风散寒、温经通络、活血化瘀、通络止痛。

【主治】增生性膝关节炎、颈椎病、肩周炎、腰肌劳损、胃寒腹痛、妇人痛经等。

【用法】拆去外包装，将内袋物搓揉均匀，发热后敷在患处。

4. 热敷袋

【药物组成】铁屑、木屑、活性炭、氯化钠、蛭石等。

【功效】温经散寒、通络止痛。

【主治】颈椎病、肩周炎、腰椎间盘突出症、增生性膝关节炎、关节痛等。

【用法】去掉外袋，轻揉内袋，即可发热，敷于患处约 24 小时。

5. 热敷贴

【药物组成】铁粉、碳粉、食盐、磁体等。

【功效】温经散寒、舒筋活血、消肿止痛。

【主治】增生性膝关节炎、颈椎病、肩周炎、腰椎间盘突出症、关节痛等。

【用法】揭开背面离型纸，贴于患处 6~10 小时。

（六）外用西药

1. 吲哚美辛(消炎痛)栓

口服吲哚美辛由于对胃肠刺激等不良反应，使许多患者不能持续服用，从而影响了镇痛效果，吲哚美辛栓通过直肠给药，可有效地避免对胃肠的不良反应。

【药理作用】为前列腺素合成抑制药，具有抗炎、镇痛作用，外用时其有效成分可穿透黏膜、皮肤到达炎症区域，缓解急、慢性炎症反应，对外伤、风湿病引起的炎症，可使肿胀减轻，疼痛缓解。

【适应证】增生性膝关节炎、颈椎病、肩周炎、肌肉痛、关节痛等。

【用法用量】直肠给药，每次 1 粒，若持续高热或疼痛，可间隔 4~6 小时用药 1 次，24 小时内不超过 4 粒。

【注意事项】对解热镇痛药过敏者禁用；肝肾功能不全者慎用。

2. 扶他林软膏

【药理作用】属外用非甾体类抗炎药，为双氯芬酸二乙胺盐，具有镇痛、抗炎作用，作用机制主要是抑制前列腺素的合成。

【适应证】用于缓解局部疼痛及炎症，如增生性膝关节炎，颈部疼痛，肩周炎，局限性软组织风湿病，肌腱、韧带、肌肉、关节的创伤性炎症。

【用法用量】2~4g，涂于患处，并轻轻按揉，每日 3~4 次，亦可同时给予理疗。

【注意事项】对双氯芬酸、阿司匹林和其他非甾体抗炎药过敏者禁用，只用于完整的皮肤表面，忌用于破损皮肤或开放性创伤口，勿与眼睛及黏膜接触。

3. 复方七叶皂苷钠凝胶

【药理作用】本品中七叶皂苷钠作用：抗组织水肿、促进血液循环、减少血管通透性、防止组织内水分存积和消除局部水肿引起的沉重感和压力。水杨酸二乙胺可增强抗炎作用，并有止痛作用。

【适应证】炎症，退行性病变及创伤引致的局部肿胀，脊柱疼痛性疾病，急性闭合性软组织损伤，腱鞘炎，血栓性浅静脉炎，静脉曲张，同时也可用于静脉注射或静脉点滴后的静脉护理。

【用法用量】外用，每日一次或多次将凝胶涂于患处皮肤。除特别需要，否则无需揉擦。

【注意事项】

在治疗严重的脊椎疾病、外伤的处理及静脉的疾病时本品可与七叶皂苷钠片或注射用七叶皂苷钠配合使用。

本品不能用于黏膜组织。

本品治疗溃疡时，将凝胶涂于溃疡周围皮肤，避免触及溃疡面。

对本品所含成分过敏禁用。

孕妇及哺乳期妇女禁用。

破损皮肤表面及放射性治疗的皮肤忌用。

（薛秋萍）

第五章　针刺疗法

　　针刺疗法是治疗增生性膝关节炎的传统治疗方法，也是目前最行之有效的方法之一，《素问·骨空论》："蹇膝伸不屈，治其楗。坐而膝痛，治其机。立而暑解，治其骸关。膝痛，痛及拇指，治其腘。坐而膝痛如物隐者，治其关。膝痛不可屈伸，治其背内。连骺若折，治阳明中俞髎，若别，治巨阳少阴荥。淫泺胫酸，不能久立，治少阳之维，在外上五寸。辅骨上横骨下为楗，侠髋为机，膝解为骸关，侠膝之骨为连骸，骸下为辅，辅上为腘。腘上为关。"为我们治疗提供了思路。《灵枢·刺节真邪》："用针者，必先察其经络之实虚，……一经上实下虚而不通者，此必有横络加于大经，令之不通，视而泻之，此所谓解结也。"针刺除传统体穴针刺外，还有浮针、平衡针、密集银质针、头针、耳针、电针、火针、刺络放血、肌筋膜触发点、皮内针、八字针灸、埋线、手足三针、筋针、小周天等疗法，针灸具有祛风散寒、活血化瘀、祛湿化痰、利水消肿、舒筋活络、补益肝肾、益气养血、解痉止痛的作用，能缓解膝部疼痛、消除膝部肿胀、改善膝部的功能活动，可收到较好的效果。

一、体针针刺

体针针刺选穴原则较多，综合起来有辨证循经取穴法、辨证取穴法、远近取穴法、经验取穴法等。

(一)循经取穴法

根据增生性膝关节炎疼痛部位、活动受限方向、压痛点位置及四诊合参，进行辨证分经，然后循经取穴，《灵枢·经脉》："经脉者，以决死生，处百病，调虚实，不可不通。"又分本经取穴法和异经取穴法。

1. 本经取穴法

本经病变，遵循"宁失其穴，勿失其经"的原则，主选本经腧穴进行治疗。《灵枢·周痹》："故刺痹者，必先切循其下之六经，视其虚实，及大络之血结而不通，及虚而脉陷空者而调之。"《灵枢·刺节真邪》："用针者，必先察其经络之虚实，切而循之，按而弹之，视其应动者，乃后取之而下之。"其分经如下。

(1)足太阴经病

膝内侧偏前，髌骨内下、内上、内侧等疼痛、肿胀、压痛明显，疼痛较重者可上下牵扯，影响功能活动，此处多为增生性膝关节炎最初发病部位，也多为发病过程中膝部疼痛最重或较重部位，也是涉及上下范围最长者，重症者膝关节变形也多从此处开始。

选穴：血海、内膝眼、阴陵泉、地机、阿是穴等。

(2)足厥阴经病

膝内侧偏后疼痛，活动时加重，腹股沟处疼痛，痛重者不敢活动。

选穴：阴包、曲泉、行间、阿是穴等。

（3）足少阴经病

膝关节内后侧疼痛、压痛，可有肿胀，活动不利或受限，可牵扯小腿内侧后缘疼痛。

选穴：阴谷、筑宾、太溪、阿是穴等。

（4）足阳明经病

膝部外侧前缘疼痛，髌骨外下缘、外缘、外上缘压痛，局部可有肿胀，活动不灵，可上下牵扯。

选穴：伏兔、梁丘、外膝眼、足三里、阿是穴等。

（5）足太阳经病

患膝后侧疼痛，也可向患侧下肢牵扯，腘窝压痛，活动受限或不利，下蹲困难或不能下蹲，严重者不敢活动。

选穴：委中、委阳、大杼、承山、昆仑、申脉、通谷、阿是穴等。

（6）足少阳经病

膝部外侧中线疼痛，局部也可有压痛，为足三阳经较少发病者。

选穴：阳陵泉、膝阳关、悬钟、丘墟、阿是穴等。

临证中，病变可涉及一条经脉，但多数情况下病变多涉及多条经脉，故治疗时选择一条经脉腧穴为主，兼顾其他经脉腧穴。

2. 异经选穴法

人体是一个有机的整体，各经脉之间相互联系，相互影响，一经有病变，除选择本经腧穴外，还可选择与其联系密切的经脉腧穴进行治疗，主要有同名经选穴，表里经选穴。

（1）同名经选穴

本经病变，除选择本经腧穴外，还选择与之同名的经脉腧穴进行治疗，如增生性膝关节炎足太阴经病变，可选择手太阴经的尺泽穴进行治疗；增生性膝关节炎足阳明经病变，可选手阳明经的曲池穴、手三里穴进行治疗，《治病十一证录》："肘膝痛时刺曲池，进针一寸是相宜。左病针右右针左，仅此三分泻气奇。"

（2）表里经选穴法

本经有病，除选本经腧穴治疗外，还选与之相表里的经脉腧穴进行治疗，如增生性膝关节炎足太阳经病变，可选足少阴经太溪穴进行治疗；增生性膝关节炎足阳明经病变，可选足太阴经阴陵泉、三阴交治疗等。

（二）辨证取穴法

1. 风寒湿型

膝部疼痛，呈钝痛、冷痛，有拘紧感，天冷或受凉加重，得热痛减，膝部压痛，可有屈伸活动受限，舌淡，苔薄白，脉浮或紧。

取穴：腰阳关、命门、大杼、内外膝眼、委中、昆仑、申脉、血海、阳陵泉、足三里等。

2. 湿热型

膝部肿胀疼痛，或有积液，缠绵难愈，膝部可有热感，可伴有周身困重，小便短赤、大便黏滞，舌质红，苔黄厚腻，脉滑数。

取穴：阴陵泉、三阴交、脾俞、委中、阳陵泉、足三里、厉兑等。

3. 气血虚弱型

膝部疼痛，痛势不重，隐隐作痛，劳累后加重，休息后减轻，四肢乏力，面白，头晕，心慌气短，手足发冷，甚至四肢麻木，舌淡，苔薄白，脉细无力。

取穴：脾俞、胃俞、足三里、百会、气海、血海等。

4. 气滞血瘀型

多有外伤、劳损史，膝部疼痛，呈肿胀或刺痛，痛势较剧，入夜更甚，甚至夜间难眠，痛处不移，情志刺激后加重，膝部可有肿胀，压痛明显，严重者膝部屈伸活动受限，动则痛甚，舌质紫暗或有瘀点、瘀斑，脉细涩。

取穴：膈俞、血海、委中、合谷、太冲、支沟、阳陵泉、三阴交等。

5. 痰湿型

膝部疼痛缠绵难愈，筋骨疼痛重着，阴雨天或天冷疼痛加重，得热则舒，膝痛拒按，活动受限，舌淡，苔白腻，脉细涩或弦滑。

取穴：脾俞、阴陵泉、三阴交、足三里、丰隆等。

6. 肾阳虚型

膝部疼痛，隐隐作痛，经久不愈，屈伸无力，筋肉萎缩，伴腰背酸软，形寒肢冷，尿少便溏，头晕耳鸣，舌淡，苔薄白，脉沉细无力。

取穴：命门、腰阳关、肾俞、志室、大杼、内外膝眼、三阴交、气海、太溪、委中等。

7. 肾阴虚型

膝部隐痛，活动不利，多无肿胀，可轻度压痛，膝关节可有粗糙摩擦感，腰脊酸软，可有五心烦热，或午后潮热，失眠健忘、头晕耳鸣、咽干舌燥、舌质红，苔薄少，脉细数。

取穴：肾俞、三阴交、太溪、照海、内外膝眼等。

(三)远近选穴法

增生性膝关节炎除选择膝部腧穴直接治疗外，还可选择远端部位的腧穴进行治疗。《灵枢·终始》："病在上者下取之，病在下者高取之。"远部腧穴，其经脉行于膝部，其经气也通于膝部，通过调节其远部经脉的腧穴，达到调节膝部经气的目的。

1. 近部位的腧穴

血海、内外膝眼、膝阳关、阴陵泉、阳陵泉、梁丘、委中、足三里等。

2. 远部位的腧穴

尺泽、手三里、肾俞、志室、大杼、昆仑、申脉、内关、太溪、丘墟等。

(四)以痛为腧

增生性膝关节炎，膝疼痛，压痛明显，根据"以痛为腧"的原则，局部压痛点即是针刺处，故压痛点为增生性膝关节炎重要治疗部位，有时取得较好疗效，常见的压痛点有：

髌骨上端：髌骨上端压痛点。

髌骨下端：髌骨下端压痛点。

髌骨外上：髌骨外上压痛点。

髌骨外侧中点：髌骨外侧中点压痛点。

髌骨内侧中点：髌骨内侧中点压痛点。

髌骨内下：髌骨内下压痛点。

髌骨内上：髌骨内上压痛点。

内侧胫股间：内侧胫股间压痛点。

股骨内上髁：股骨内上髁压痛点。

外侧胫股间：外侧胫股间压痛点。

大腿内侧：大腿内侧压痛点。

大腿前侧：大腿前侧压痛点。

大腿外侧：大腿外侧压痛点。

臀部：臀部压痛点。

腰背部：腰背部压痛点。

以上体穴选择阳性穴位，分成2组，每天1组，双组交替针刺治疗，每天1次，每次约20分钟，7次为1个疗程，休息3天，再行第2个疗程。体穴针刺治疗增生性膝关节炎，是针灸治疗增生性膝关节炎最常用的方法，疗效确切，患者乐于接受。选穴以近部与循经取穴为主，辅以阿是穴，病在皮肤、肌肉等浅表部位宜浅刺，病在筋骨等深部宜深刺。

（五）经验选穴法

1. 大杼

《素问·骨空论》："膝痛不可屈伸，治期背内。"背内即大杼穴处，大杼穴是八会穴之一，骨之会，治疗骨之病变，而增生性膝关节炎为骨之病变，应取其会穴。且增生性膝关节炎患者，大杼穴处多有压痛等反应，也可以说大杼穴为增生性膝关节炎的反应点，反应点亦治疗其病变。

2. 尺泽

尺泽为手太阴经穴位，手太阴经与足太阴经为同明经，而足太阴经为增生性膝关节炎好发部位，故尺泽可治疗增生性膝关节炎的足太阴经病，同时增生性膝关节炎患者对侧尺泽穴必有压痛等反应，膝痛症状减轻或消失后，尺泽穴压痛亦随之减轻或消失，也可以认为是增生性膝关节炎的反应点，也符合反应点治疗其病变，并且尺泽与增生性膝关节炎的好发部位髌骨内下相对应，治疗取尺泽也符合中医巨刺法。《肘后歌》："鹤膝肿劳难移步，尺泽能舒筋骨疼。"《素问·阴阳应象大论》："故善用针者，从阴引阳，从阳引阴，以左治右，以右治左。"

增生性膝关节炎可在对侧、同侧肘部，寻找对应点等阳性反应点治疗。

大杼、尺泽等治疗时，一般直刺 0.5~1 寸，一是选穴要少而精，可选一穴，多可获满意疗效；二是针刺治疗时边行针边活动患肢，可以跺脚等，以提高疗效。1 日 1 次。

二、浮针

浮针疗法是符仲华教授发现的一种快速镇痛获效的疗法，是用一次性的浮针针具在局限性病痛的周围或临近四肢的皮下组织进行扫散的针刺活动，是在传统针灸理论的基础上，结合现代医学的研究成果而形成的。浮针治疗增生性膝关节炎起效较快，疗效确切，对于需手术的重症增生性膝关节炎，可作为辅助疗法。

1. 浮针疗法的特点

(1)**按病位选进针点**　根据病变部位所在的位置和病变部位的大小来决定进针点。

(2)**在病灶周围进针**　浮针疗法不在病痛的局部进行治疗，而在病痛的周围选择进针点进行治疗，针尖不达到病灶处，要保持一定距离，有时甚至相距较远。

(3)**皮下浅刺**　浮针疗法仅作用于皮下组织，主要是皮下疏松结缔组织。

(4)**不要求得气**　浮针疗法不要求得气且不能得气，如有得气感，则需调整针体深浅度。

(5)**留针时间长**　一般留针24小时，甚至更长。有便于留针的专用工具。

(6)**针尖必须直对病灶**　浮针疗法针尖必须直对病灶或痛点，不能偏歪，不能距病灶太远，尽量不要超过关节。

(7)**取效快捷**　浮针疗法取效较快，往往针到痛消。如疗效欠佳，则为针刺的方法、部位不对，需重新调整。

(8)**留针能保持疗效**　留针达到一定时间，起针后疗效也能维持，甚至得到加强和提高。

(9)**适应证广**　浮针对各种原因引起的疼痛基本都可治疗，对麻木、胀满也有较好的疗效，不但消除症状，而且对原发病灶起治疗作用，但对癌症疼痛远期疗效不佳。

2. 浮针的治疗方法

(1)确定治疗部位　根据增生性膝关节炎临床症状，触摸疼痛范围，寻找压痛点。触摸用力要由轻而重，范围由大到小，如疼痛范围大，找最疼点，多找主要痛点，病人表述不清时选中央，然后再结合辅助检查。一般来说，疼痛处即为病变部位，病变部位较小或局限者，可选 1 个点；病变部位大、疼痛点多时可选多个点。

治疗部位距病痛部位 6~10cm，针尖到达位置距痛点约 2cm。增生性膝关节炎病痛点多位于髌骨内下、髌骨外下、髌骨内上、髌骨外上、髌骨上、髌骨下、髌骨内、外侧、内侧胫股间、股骨内上髁、外侧胫股间、腘窝等。对于髌骨上、髌骨外上、内上、股骨内上髁、膝关节积液等，浮针从上往下刺(图 5-1)，髌骨内下、外下、髌骨下、胫股间隙、腘窝、膝关节积液等，浮针从下往上刺(图 5-2、5-3)，靠近膝关节者，从下往上刺易刺伤骨膜而引起疼痛，进针点可适当稍下，不必拘泥针尖达到距病痛点 2cm。部分臀部压痛者，从内向外横刺(图 5-4)，同侧腰部压痛者，从外向内横刺。

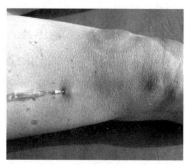

图 5-1　膝部从上向下

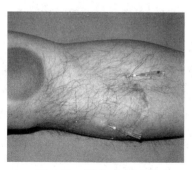

图 5-2　膝部从下向上

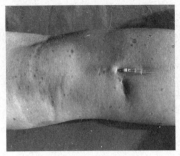

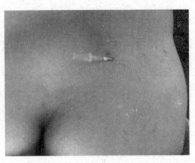

图 5-3 腘窝从下到上　　图 5-4 臀部从内到外

（2）**操作**　取仰卧位或俯卧位，局部常规消毒后，手持专用浮针单手或双手进针，与皮肤呈 15°快速刺入皮肤，不要深刺入肌层，也不要浅刺入皮内，确定针尖在皮下疏松结缔组织后，放倒针身，右手持针，将针体稍稍提起，使针尖稍微翘起，向前运针，针下感觉松软易进，没有酸、麻、胀、重、沉等针感，也没有突破感，如有则说明针刺过深，如疼痛，则说明针刺过浅，均应调整针刺深度，针体全部进入体内，以拇指侧为支点，手握针柄做扫散运动，针尖在皮下做扇形运动，幅度尽可能大，直至压痛消失或疼痛不再减轻，扫散过程中可让患肢活动，扫散约 2 分钟，抽出针芯，胶布将针座贴附于皮肤，留针约 24 小时，留针时患者多没有感觉或轻度不适，留针过程中，病人因生活需要可适当活动，但不可幅度过大，起针时将软管慢慢起出，消毒干棉球按压，以防出血，起针第 2 天再行治疗。第二次治疗可选上次病痛处（但要避开上次针眼），也可根据病情变化，选择新的病痛点，如治疗 3 次无明显疗效，则应选择其他疗法。

3. 注意事项

（1）进针点要避开浅表血管，以免针刺出血或引起疼痛，要避开皮肤上的瘢痕、结节、破损等。

(2)进针点与病变部位之间最好不要有关节，以免影响疗效。

(3)进针前，进针部位和医生手指要消毒，以防感染。

(4)发热、急性炎症、传染病、恶性病患者不要针刺。

(5)有自发性出血疾病如血友病、血小板减少者不宜针刺。

(6)肢体浮肿、短期内用过封闭疗法、激素疗法、外用红花油者不宜针刺。

(7)留针时，注意封闭针口，避免汗水或水进入体内引起感染。

三、踝针

踝针为张心暑教授创立的一种在踝部取相应的点进行皮下针刺来治疗疾病的一种针刺疗法。

1. 针刺部位

踝针下6点位于小腿外侧后缘、外踝上3寸，下5点位小腿外侧中间，外踝上3寸，下4点位小腿外侧前缘，外踝上3寸，踝针下1点靠跟腱内缘，内踝上3寸，踝针下2点在内侧面，靠胫骨后缘，内踝上3寸，踝针下3点位胫骨前缘向内一横指处，内踝上3寸，增生性膝关节炎前侧疼痛取3点、4点，内侧疼痛取1点、2点。

2. 操作

取仰卧位或侧卧位，局部常规消毒后，医生左手固定进针点上部，绷紧皮肤，右手拇指在下，示、中指在上扶持针柄，针与皮肤呈 30° 向膝部方向快速刺入皮肤，达皮下后针体紧贴皮肤，沿皮下浅层刺入约 1.5 寸，以针下松散感为宜。若有酸、麻、胀、沉感，说明进针过深，已刺入筋膜下层。若有疼痛，说明针刺过浅，刺入皮内，都必须调针至皮下浅表层，留针 20~30 分钟，一般不行捻转提插手法，每日或隔日 1 次，10 次为 1 个疗程。

3. 适应证

增生性膝关节炎、腰椎间盘突出症、坐骨神经痛、梨状肌综合征、腓总神经损伤等。

四、平衡针

平衡针是王文远教授根据传统医学的心神调控学说和现代医学的神经调控学说相结合而发现的一种针刺方法。特点是取穴少、操作方便、快捷。可用于增生性膝关节炎的治疗。

1. 穴位定位

膝痛穴：肩关节与腕关节连线中点。

交叉取穴：即左侧病变取右侧穴，右侧病变取左侧穴，双侧有病，可同时双侧取穴。

2. 操作

膝痛穴：取坐位，上肢放于治疗桌上，局部常规消毒后，1.5 寸毫针快速刺入 0.5~1 寸，上下提插，出现向前臂放射感为度，达到麻木后出针，行针过程中可边行针边活动患侧膝关节。

五、密集型银质针疗法

宣蛰人教授在陆云香医师家传银质针的基础上采用的密集型针刺方法。

1. 治疗特点

(1)治疗部位为肌肉在骨骼上的附着点，而非传统的穴位。

(2)体针较粗，直径 1~1.1mm。

(3)质地较软，以白银为主要原料。

(4)传导热能作用快，艾绒燃烧时针体温度约 100℃，刺入皮肤为 55℃，针尖约 40℃，使热能传导到深层发病部位，扩散到周围病变软组织。

2. 治疗作用

(1)消除无菌性炎症。

(2)增加局部血液循环。

(3)松解肌肉痉挛和广泛消除病变区软组织内压增高现象。

(4)温经散寒，舒筋活络。

(5)松解软组织粘连。

3. 操作

取仰卧位或俯卧位，在病变部位选取压痛点，增生性膝关节炎压痛点多位于髌骨内下，髌骨外下，髌骨下，髌骨内、外侧，内侧胫股间，股骨内上髁，外侧胫股间，腘窝，髌骨内上，髌骨外上，痛点必须正确，无遗漏。痛点之间的针距为 1~2cm，呈密集状。在无菌下操作，于每个进针点用 1% 利多卡因注射一直径约为 0.5cm 的皮丘，然后用消毒过的银质针刺入，采用直刺、斜刺等，经皮下肌肉或筋膜直达骨膜附着处，出现较强的酸、麻、胀、沉感。一般来说，病变越重，针感越强。进针完毕后，在每枚银质针的针尾上装一直径约 1.5cm 的艾球，点燃后燃烧，患者自觉治疗部位深层软组织出现舒适的温热感，艾火熄灭，针体冷却后起针。

4. 注意事项

（1）同一病变部位只做 1 次针刺治疗，多病变部位的治疗，间隔时间以 2~3 周为宜。

（2）要掌握好针刺角度和深度，勿刺伤神经和血管。

（3）针眼周围的皮肤因过热而灼痛难忍，可用注射器将水喷至高热的针柄降温。

六、电针

电针是用毫针刺入穴位，得气后连接电针机，利用不同波形的脉冲电流，以加强对穴位的刺激，从而达到治疗疾病的一种治疗方法。电针治疗增生性膝关节炎是较为传统和常用的治疗方法。

1. 选穴

电针的选穴同体针疗法，根据增生性膝关节炎的病情选取相应的穴位，如内外膝眼、梁丘、血海、大杼、阴陵泉、阳陵泉、膝阳关、曲泉、阴谷、足三里、压痛点等患肢腧穴。

2. 操作

毫针刺入穴位得气后，把电针机上的输入电位器调至"0"值，将输出导线，分别连接在 2 根针的针柄上，打开电源开关，选择需要的波形和频率，逐渐调高输出电流，最大至病人出现能耐受的酸、麻感，每次通电时间为 10~20 分钟，治疗完毕，把电位调到"0"值，关闭电源，撤去导线，退出毫针。每日 1 次，7 次为 1 个疗程。

七、电热针

电热针通电后，产热使针身温度升高，且针温恒定可调，用于治疗虚寒性疾病的一种治疗方法。

1. 治疗作用

电热不但有针刺的疗效，电刺激的作用，而且还有温热刺激的疗效，效能的增加大幅度提高了针刺功效。电热针与其他针刺相比，更具祛风散寒、温经通络、解痉止痛的作用，是治疗增生性膝关节炎较理想的治疗方法。

2. 操作

根据病情选相应的体穴，多选内外膝眼、梁丘、血海、大杼、阴陵泉、阳陵泉、膝阳关、曲泉、阴谷、足三里、压痛点等患肢腧穴，在穴位施以电热针，行针得气后通电 30 分钟，每日 1 次，7 次为 1 个疗程，休息 3 天再行第 2 个疗程。

八、耳针

耳针是用针刺或其他方法刺激耳廓上的穴位或反应点，以防治疾病的一种方法。耳针治疗增生性膝关节炎，多作为辅助疗法（图5-5）。

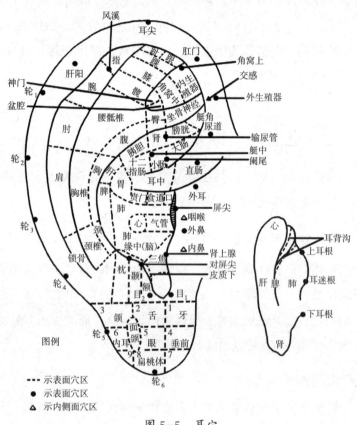

图 5-5　耳穴

1. 耳针的作用

耳不是一个孤立的器官，而是与脏腑直接相连、病理相互影响，与十二经脉也有直接或间接联系。耳是人体的一个缩影，似"倒置的胎儿"，人体的任何一个部位，五脏六腑、四肢百骸，在耳廓上都有相应的点，人体有病，耳廓上相应耳穴会产生某些改变，如电阻变低、导电性增强，或变形，或有压痛、充血，或皮肤变色、丘疹、脱屑等。

对耳穴有关的穴位进行良性刺激所产生的刺激信号传递到相应的脏腑或部位，使脏腑的功能得到调节，通往病灶的经络之气血畅通，以推动、驱散病灶中瘀滞的气血，调整经络，扶正祛邪，促使各种生理功能恢复到平衡状态，以达治疗的目的。

2. 选穴

增生性膝关节炎患者在耳穴膝可呈现索状或结节隆起，有的索状凹陷，纵横不一，用手可扪及，用手指从耳背顶起，可见红白色相间，色泽不均匀，年龄较大者尤其明显。急性发作无菌炎症明显，疼痛较重，反应物边缘有红晕，症状缓解，红晕变浅，触压时反应物疼痛明显，症状缓解，压痛减轻，电测时，膝处可出现电阻值变小或有响声，并有刺痛等阳性反应，此为治疗增生性膝关节炎的主要耳穴，再根据中医的脏腑理论和西医的生理知识，选择相应的穴位，一般来说增生性膝关节炎耳穴多选择膝、肝、肾、神门、交感、皮质下、内分泌等。

3. 治疗方法

(1)**耳穴针刺法**　局部常规消毒后，医生左手拇指、示指固定耳廓，中指托住穴区，右手拇、示指持0.5寸毫针刺入相应的耳穴，针刺角度对于不同的穴位可为直刺、斜刺、横刺。进针法分慢刺法和快刺法，慢刺法是边刺入边捻转，同时询问患者感觉情况；快刺法是迅速刺入耳穴中，一般留针20~30分钟，留针期间，每10分钟行针1次，行针为小幅度的捻转或提插，每日1次，双耳交替进行，10次为1个疗程，休息2天再进行第2个疗程。

(2)**耳穴压迫法**　压丸用中药王不留行子、白芥子、油菜籽、六神丸、小钢珠等。将压丸粘在7mm×7mm方块胶布的中央，耳部消毒后，用镊子夹胶布贴敷已消毒的耳穴上，每日按压3~5次，按压由轻到重，以出现酸、胀、痛感为宜，如感觉不明显，可加重按压手法，如疼痛较重，可减轻按压，或减少按压次数。

按压手法有对压法、直压法、点压法和轻揉按摩法。①对压法：用拇指和示指的指腹置于患者耳廓的正面和背面，相对按压。②直压法：用指尖垂直按压穴丸。③点压法：用指尖一压一松间断按压耳穴。④轻揉按摩法：用指腹轻轻将压贴的穴丸压实贴紧，然后按顺时针方向轻轻压丸并旋转。

每次耳穴贴敷2~3天，揭掉后再按同样的方法贴对侧耳穴，两耳交替运用，10次为1个疗程。

(3)**耳穴埋针法**　耳郭局部常规消毒后，左手固定耳郭，使埋针处皮肤绷紧，右手用皮内针钳或止血钳钳住已消毒的掀针或皮内针刺入耳穴，再用7mm×7mm的肤色胶布贴在针环或针柄固定于皮肤上，每次选3~5穴，留针2~3天，留针期间每天自行按压2~3次，10次为1个疗程。埋针后如出现耳郭持续胀痛，说明耳郭可能有感染，应取出所埋针具并局部消毒，改用对侧穴位。

(4)**耳穴注射法**　耳穴注射药同体穴注射，中药为活血化瘀、舒筋止痛之剂，西药为维生素、肾上腺糖皮质激素、利多卡因等，只不过剂量更小，每次约 1ml。局部常规消毒后，左手固定耳廓，并绷紧注射局部皮肤，右手持配有 4 号针头的注射器，使针尖斜面朝下刺入耳穴皮下，回抽无回血，将药液注入皮下约 0.1ml，形成一小皮丘，消毒棉球轻压，防止药液外溢或出血，每次选用 3~5 穴，先患侧耳穴，两侧交替进行，隔日注射 1 次，10 次为 1 个疗程。休息 3 天，再进行第 2 疗程。

(5)**耳穴贴膏法**　用具有活血化瘀、祛湿散寒、通络止痛的橡皮膏，并剪成 5mm×5mm 的小方块。耳郭清洁或消毒后，用镊子将橡皮膏小方块贴敷在选取的穴位上，每次 5~7 穴，贴敷 2 天，揭掉后再贴敷另一侧，双耳交替进行，10 次为 1 个疗程。

(6)**耳穴贴磁法**　耳郭清洁或消毒后，左手固定耳郭，右手持镊子将剪好 6mm×6mm 中央粘有小磁珠的胶布贴于耳穴上，也可轻轻按压使局部产生酸胀感，可耳郭一面贴敷，也可前后对贴。前后对贴要异名磁板，使之相吸，每次贴一侧耳穴，选 2~3 个穴位，2~3 天更换 1 次，双耳交替进行，10 次为 1 个疗程。

临证中，对于体壮者可用强刺激方法，如耳穴注射法、针刺法、埋针法；对于体弱或畏针者，可用弱刺方法，如压迫法、贴膏法、贴磁法。同一患者，可用 1 种方法，也可用多种方法。

4. 注意事项

(1)治疗前要严格消毒，以防感染。

(2)耳穴位置较小，要找准穴位，不可偏离。

(3)注射、埋针和针刺法要掌握深度，不要损伤软骨。

（4）耳穴区有皮损者禁用。

（5）耳穴注射要用小号针头，最好用4号针头，针头过粗，既易损伤软骨，又不利于药液存留耳穴内。

九、头针

头针是根据中医学的针刺方法与现代医学关于大脑皮质功能定位的理论，在大脑皮质相应的头皮投射区针刺，达到治疗疾病的一种方法。头针治疗增生性膝关节炎可较快止痛，疗效确切。

1. 定位

（1）运动区　上点在前后正中线中点向后移0.5cm处，下点在眉枕线和鬓角发际前缘相交处，上下点之间的连线即为运动区，将运动区分为五等份，上1/5为下肢运动区。

（2）感觉区　运动区后移1.5cm的平行线为感觉区，上1/5为下肢、头、躯干感觉区，上1/5与下2/5之间的中2/5为上肢感觉区。

增生性膝关节炎患者选上1/5感觉区，有股四头肌肉萎缩者加上1/5运动区，也可感觉区向运动区透刺。于病变对侧取穴，双侧病变可双侧同取。

2. 操作

取坐位，选对侧感觉区和运动区，局部常规消毒后，用28号1.5寸毫针与头皮呈30°快速刺入穴区，达帽状腱膜下，然后平行延伸，达到该区的长度，然后施以行针手法。

（1）**捻转手法**　为头针的传统手法。用拇指掌侧面和示指桡侧面夹持针柄，以示指掌指关节连续伸屈，使针身来回旋转，每次 2~3 转，每分钟要求捻转 200 次左右，捻转 2~3 分钟即能达到刺激量和刺激强度，留针 10 分钟，捻转行针 2~3 次即可起针，消毒干棉球压迫针孔，以防出血。每日或隔日 1 次，10 次为 1 个疗程。

（2）**提插手法**　用力小幅度的提插 5 分钟，虚证慢提紧插，实证紧提慢插，膝痛多能缓解，为巩固疗效，留针时间要长，可达 24 小时，至少 1 小时，在院留针期间行针 2~3 次，回家后可进行日常活动，可在院起针，也可患者家属起针，每日或隔日 1 次，12 次为 1 个疗程。留针期间活动或拍打患处。

十、火针疗法

火针疗法是将火针用火烧红后迅速刺入人体的穴位或患处，借其温热刺激，从而达到祛除疾病目的的一种针刺方法。古称为燔针、焠针、白针等。由于增生性膝关节炎多受凉怕冷，为虚寒性疾病，即平时所说的老寒腿，更适于火针疗法。

1. 火针的作用

（1）**祛寒除湿、温经止痛**

火针具有热力，能鼓动人体阳热之气，使经脉得以温通，以祛除寒气、攻散湿邪，使经脉调和、气机畅达而疼痛自止。

（2）**运行气血、解痉止痛**

火针的温热刺激可促进气血运行，增加血液供给，营养筋脉，祛除风邪，使紧张、痉挛的拘急、抽搐自除。

（3）温通经络、祛风止痒

火针疗法具有温通经络、行气活血之功，促进体表气血流动，营养加强，从而使风邪无处存留，血足风散痒止。

（4）助阳益气、祛除麻木

麻木为脉络阻滞，阳气不能统帅营血、濡养经脉肌肤所致，火针能温通助阳，引阳达络，使气血畅通，经脉肌肤得养而麻木自除。

（5）补脾益气、通利经脉

火针能助阳气，行气血，加之刺脾胃腧穴可使脾胃气盛，气血生化充足，筋脉得以濡养而坚韧，肌肉得以濡养而丰满，强壮有力。

（6）壮阳补肾、升阳举陷

火针能增强人体阳气，激发经气，调节脏腑功能，具有外助阳气、升阳举陷的作用。

（7）攻散痰结、消除瘰疬

火针能温通阳气，温化痰饮，攻散痰结，疏通气血，消积化痰，可治疗瘰疬结核等。

（8）引热外达、清热解毒

火针疗法有发散、引气之功，使火热毒邪从针孔外散，而达到清热解毒、泻火排毒的目的。

（9）生肌敛疮、祛腐排脓

火针能温通经络，运行气血，使气血流通加速，疮口瘀积的气血得以消散，脓毒从针孔排出，腐肉得以外排，增加了病灶周围的营养，促进了组织再生，促使疮口愈合。

2. 火针的适应证

风湿性关节炎、类风湿关节炎、增生性膝关节炎、腰椎间盘突出症、足跟痛、肩周炎、颈椎病、腱鞘炎等疼痛疾病，对上述疾病虚寒性、受凉怕冷者尤为适宜。

肛裂、痔疮、急性乳腺炎、下肢静脉曲张等外伤病。

急慢性胃肠炎、咳嗽、气喘、阳痿、内脏下垂等内科疾病。

斑秃、白癜风、带状疱疹等皮肤病。

乳腺增生、腱鞘囊肿、瘰疬痰核等病症。

3. 火针操作

(1)**选穴**　火针治疗增生性膝关节炎选穴原则同毫针选穴，根据病症不同而辨证取穴。多选内外膝眼、梁丘、血海、大杼、阴陵泉、阳陵泉、膝阳关、曲泉、阴谷、足三里、压痛点等患肢腧穴。

(2)**消毒**　局部常规消毒。

(3)**烧针**　用酒精灯烧针，根据针刺的深度，决定针体烧红的长度，将针烧红或发白。

(4)**进针**　迅速将针刺入穴位或病变部位。

(5)**出针、留针**　一般快速出针，膝关节积液时应穿透关节囊，稍停数秒，出针后有积液流出，并尽量使液体多流出，用于祛瘤、化痰、散结时，留针1~5分钟。火针出针后即刻用干棉球按压一下孔眼。

3天1次，可根据病情选择原有腧穴，也可另选腧穴。

4. 注意事项

(1)精神过于紧张、过饥、过饱、过劳、大醉等禁用火针。

(2)发热性疾病不宜用火针。

(3)血液病、糖尿病患者禁用火针。

(4)血管、主要神经分布部位不宜火针。

(5)面部慎用火针。

(6)火针治疗后当天不要洗澡。

十一、刺络放血疗法

刺络放血法又称刺血疗法。刺血疗法，是用锋利的针刺入络脉，使之溢出一定量的血液，从而达到治疗疾病目的一种独特外治法。《灵枢·寿夭刚柔》："久痹不去身者，视其血络，尽出其血。"对于瘀血阻络增生性膝关节炎较为适宜。

1. 刺络放血法的治疗作用

（1）活血化瘀、改善微循环

刺络放血法使瘀血随之外排而去，瘀血得去，新血得以布达，血运加快，起到了活血化瘀、改善局部微循环的作用。

（2）消除郁结、通络止痛

刺络放血法可排除经络中瘀滞的病邪，使经络通畅，疼痛消除。

（3）祛风逐痹、强化筋骨

刺络放血法可使风寒湿邪随瘀血外出，局部血运丰富，筋骨得以滋润濡养而起到祛风逐痹、强壮筋骨的作用。

（4）清热解毒、消肿祛腐

刺络放血法使热毒瘀血随瘀血而外排，为热毒腐脓提供了较好的外出通道，局部蓄积瘀血随之排出，起到了清热泻火、解毒消肿、祛腐排脓、祛瘀生新的作用。

(5)调节脏腑、畅通气机

脏腑功能活动失常，气化失职，气机失调，经脉气血运行紊乱，脏腑功能活动减退，刺络放血法并配以放血特定穴位，一方面使经脉郁滞紊乱得除，气机升常有序，另一方面穴区的刺激，利于脏腑功能的调整，使脏腑功能趋于正常而起到镇静安神、止咳平喘、健脾和胃、疏利肝胆、补肾壮阳、调经止血、利水消肿等作用。

2. 刺络放血法的适应证

(1)**传染性疾病**　流感、流行性腮腺炎、结核病、病毒性肝炎、病毒性胃肠炎等。

(2)**细菌感染性疾病**　咽炎、扁桃体炎、白喉、肺炎、丹毒、败血症等。

(3)**结缔组织病**　风湿性关节炎、类风湿关节炎、皮肌炎、干燥综合征、筋膜炎、红斑狼疮。

(4)**运动系统病**　增生性膝关节炎、颈椎病、肩周炎、腱鞘炎、腰肌扭伤、腰椎间盘突出症、椎管狭窄、股骨头坏死、强直性脊柱炎等部位肌肉、骨关节病。

(5)**神经系统疾病**　面神经炎、面肌痉挛、三叉神经痛、坐骨神经痛、臂丛神经痛、桡尺神经麻痹、腓总神经损伤、末梢神经炎、多发性神经炎、脊髓炎等。

(6)**外科疾病**　疖肿、疔疮、背疽、痤疮、蜂窝组织炎、伤口感染、急性脉管炎、急慢性骨髓炎、阑尾炎等。

(7)**其他**　此外还有呼吸系统、循环系统、消化系统、泌尿系统、内分泌系统等病变。

3. 刺络放血的操作

选穴：一是选穴，同毫针针刺法而辨证选穴，增生性膝关节炎多选内外膝眼、髌骨内外中点、梁丘、血海、曲泉、膝关、阴陵泉、阳陵泉等；二是观察患膝前后侧、内外侧大小静脉有否曲张、怒张，静脉显现处即为放血处；三是寻找病变压痛点，压痛明显处即为放血点。

局部常规消毒后，用三棱针点刺出血，对于腧穴、压痛点，点刺出血后用手挤压，使瘀血尽出，也可加拔火罐，以使瘀血尽量外排。每次放血选3~5个穴位。对于膝部显现静脉，如腘窝，用压脉带上部结扎，然后刺入输液器抽血，尽量使血外排。放血量可达数毫升、数十毫升，甚则100~200ml，放血后，患者多当即明显减轻，2天1次。

4. 注意事项

(1)有凝血机制障碍者禁用。

(2)掌握好出血量，体壮可多出血，体弱、贫血者少出血，总量一般不超过200ml。

(3)孕妇、产后、月经期慎用。

(4)刺血后避免患处接触冷水。

十二、经筋疗法

经筋疗法是黄敬伟教授发明的以发掘中医经筋学说，结合民间经筋医术，利用综合消灶－多维系列解锁施治手段而创导的一种非药物疗法。

1.经筋病治疗机制

人体经筋系统由于动态活动等作用，使机体潜伏着大量筋性致病因，成为重要的致病因素，为有效消除机体病症的筋性因素致因，经筋疗法有效揭示出隐蔽于人体筋性致因"筋结"病灶体的体征类型及分布规律，创立了手式查灶法，揭示出人体筋性组织病变形成的"筋结"病灶体的"四位一体"临床表现，确立了以病灶为治疗穴位，以消除病灶为医疗手段，实现了"从筋治愈"人体难治病诊疗体系。采用针对病灶的手法－针刺－拔罐－辅助治疗四联疗法手段，构成了"综合消灶－系列解结－多维解锁－整体调整"的新型诊疗体系。比单一针灸、按摩法更具特色。并且有对病灶固灶行治，保证施治准确，直达病所，有去因治病的效果等特点。有舒筋活络、理筋整复、通痹止痛的功效。

2.经筋疗法的治疗范围

偏头痛、颈椎病、肩周炎、腰椎间盘突出症、增生性膝关节炎、周围性面瘫、中风偏瘫、神经衰弱、弱智、小儿脑瘫、慢性疲劳综合征等。

3.经筋疗法的治疗方法

查灶诊病，消灶治病，采用经筋手法－针刺－拔罐－辅助治疗的"四联疗法手段"进行治疗。

(1)**理筋手法**　以手、肘等部位为诊治工具，运用合力的方法如功钳手、掌功手、肘臂法等手法，作用于机体的筋结病灶分布规律的部位上查灶诊病，按筋结病灶的分布规律进行消灶治病。增生性膝关节炎用功钳手、掌功手进行治疗，部位选取膝部腧穴、压痛点、肌肉附着点等。

（2）**针灸** 顽固的筋结病灶，用针灸固灶行针、一孔多针的方法消灶治病。选穴为膝部腧穴如内外膝眼、梁丘、血海、大杼、阴陵泉、阳陵泉、膝阳关、曲泉、阴谷、压痛点、肌肉附着点等，左手拇指固定施术部位，右手持针快速分别刺入，行提插捻转手法，即可有强烈的酸麻胀重沉的感觉。

（3）**拔罐** 对经筋穴拔罐有助于排除体内寒湿邪气，利于消灶治病。

（4）**辅助治疗** 对筋结病灶采用对症的药物外用等物理疗法以增强治疗效果。

十三、肌筋膜触发点疗法

骨骼肌肌筋膜触发点是能够激惹疼痛的某一特定位置，这个位置通常可以摸到一个疼痛结节和绷紧肌纤维痉挛带，触压时有疼痛加重和局部肌肉颤搐以及可能引起的远处牵涉痛。骨骼肌肌筋膜触发点是骨骼肌中可触摸的紧绷肌带中的高度敏感小点。它常常位于受累肌肉的中部或肌腹上，或肌肉与肌腱交界处，肌筋膜边缘易拉伤处，肌肉附着于骨突的部位等。

1.增生性膝关节炎常见肌筋膜触发点

（1）髌骨前痛 股直肌触发点（图5-6）。

（2）髌骨前外侧、髌骨外侧、膝后外侧痛 股外侧肌触发点。

（3）髌骨前内侧、髌内侧痛　股内侧肌触发点。

（4）髌前、髌上痛　股内、长短收肌触发点(图5-7)。

（5）腘窝痛　股二头肌、腘肌、腓肠肌内外侧头触发点
(图5-8、图5-9)。

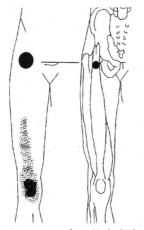

图5-6　股直肌触发点和
牵涉痛位置示意图

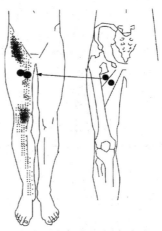

图5-7　内收肌触发点和
牵涉痛位置示意图

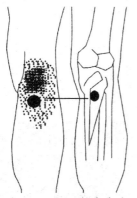

图5-8　腘肌触发点和
牵涉痛位置示意图

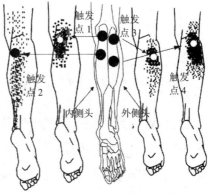

图5-9　腓肠肌触发点和
牵涉痛位置示意图

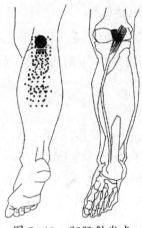

图 5-10　蹠肌触发点
和牵涉痛位置示意图

（6）腘窝和腘窝下痛　蹠肌触发点（图 5-10）。

2.肌筋膜触发点的治疗

（1）针刺治疗　准确找到触发点位置，用针灸针对触发点反复穿刺，多有酸痛和胀痛的感觉，可引起受累肌肉的抽搐或跳动，直到无痛为止，也可用针灸针刺入，留针 20 分钟。

（2）指压治疗　首先明确受累肌及其触发点的准确位置，用大拇指或者双大拇指对触发点逐渐加压按摩 2 分钟，力量以病人能耐受为度，然后对受累肌进行放松按摩，每天 1 次，7 天为 1 疗程。此法对较局限和较轻的触发点疗效较好。

也可用其他的按摩手法对触发点进行按摩。

此外，也可用牵张疗法、运动疗法、药物、湿针、理疗等治疗。

十四、皮内针疗法

皮内针又称"埋针"，是将针具刺入皮内，固定后留置一定时间，利用其持续刺激作用，来治疗疾病的一种方法（图 5-11）。是古代针刺留针方法的发展。本法通过机体的

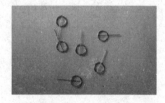

图 5-11　皮内针

活动给予穴位皮肤以持续刺激，减少反复针刺的麻烦，病人还可以自己按压埋针以加强刺激，提高疗效，适于增生性膝关节炎的治疗。由于皮内针较细、较短，针刺时疼痛较轻，多数甚至没有疼痛感觉，针刺次数又少，对于年老、女性患者、畏针者较为适宜，一般用于病情不太重的治疗，对于病情较重者，可作为辅助疗法。

1. 主治

神经性头痛、偏头痛、颈椎病、肩周炎、胁痛、腰椎间盘突出症、骨质增生、增生性膝关节炎、腕踝关节扭伤、鸡眼等。还可应用于某些慢性疾病，如：胃痛、胆绞痛、神经衰弱、高血压、哮喘、月经不调、面肌痉挛、眼睑动、遗尿、尿频、痹证等。

2. 治疗部位

治疗增生性膝关节炎选穴原则同毫针选穴，根据病症不同而辨证取穴。多选内外膝眼、髌骨内外中点、梁丘、血海、曲泉、膝关、阴陵泉、阳陵泉、气海俞、志室等，双侧增生性膝关节炎者，可取双侧腧穴，病变部位较局限者，可一次埋完，病变部位较广泛者，可分组治疗。

3. 治疗方法

局部常规消毒后，右手用镊子夹持针柄，对准穴位，将皮内针横行刺入皮内，将直行的全部刺入约 0.5cm，环形的留在皮外，为了便于刺入、减轻疼痛，左手将周围皮肤按紧，然后用镊子将粘有图钉型皮内的针胶，对准穴位，垂直刺入环形部分，用手按压即可。

4. 埋针时间

一般 3~5 天为宜。春、秋、冬天时间适当长点，夏天适当短点。2 次埋针间隔时间：同一穴位起针后 1 周可再次埋针，不同穴位可以连续进行。若为疼痛疾病，埋针时间以疼痛缓解为度，不一定持续数日。

5. 注意事项

(1)埋针处不宜着水，以免感染。夏季多汗时，要检查埋针处有无汗浸皮肤发红等。

(2)埋针要选择易于固定和不妨碍肢体活动的穴位。

(3)埋针后，患者感觉刺痛或妨碍肢体活动时，应将针取出重埋或改用其他穴位。

(4)溃疡、炎症等部位禁用。

(5)出血性疾病禁用。

(6)足部埋针宜穿宽松的布鞋。

十五、埋线疗法

埋线疗法是通过埋线针，将羊肠线等埋入腧穴，经过针具和药线在穴位内持续产生的物理和化学作用，将其刺激信息和能量通过经络传入体内，而达到治疗疾病的一种治疗方法。埋线疗法适于增生性膝关节炎的治疗，多用于增生性膝关节炎长期不愈的治疗，或作为治疗后疗效的巩固，对于疼痛较重、难以忍受者，多作为辅助疗法。

1. 主治

多用于哮喘、胃炎、胃痛、腹泻、遗尿、尿失禁、糖尿病、面瘫、癫痫、颈椎病、肩周炎、腰椎间盘突出症、强直性脊柱炎、股骨头缺血坏死、增生性膝关节炎、痿证以及脊髓灰质炎后遗症、神经官能症等。

2. 选穴

埋线治疗增生性膝关节炎选穴原则同毫针选穴，根据病症不同而辨证取穴。多选梁丘、血海、曲泉、膝关、足三里、阴陵泉、阳陵泉、伏兔、气海俞、志室、臀中肌处压痛点等患肢、腰臀腧穴，双侧增生性膝关节炎者，可取双侧腧穴，不埋关节周缘，以防进入关节腔。每次选穴较体针少，约为 5 个穴位，穴位较多时，可分组选取，年轻、体质较壮者，可多选腧穴，年龄较大、体质较弱者，宜少取腧穴。

3. 操作方法

局部皮肤常规消毒，戴无菌手套，以 0.5%~1% 利多卡因麻醉，镊取一段约 1~2cm 长已消毒的羊肠线，放置在用特制的埋线针或腰椎穿刺针针管的前端，后接针芯，左手拇食指绷紧或捏起进针部位皮肤，右手持针，刺入到所需的深度；出现针感后，边推针芯，边退针，将羊肠线埋植在穴位的皮下组织或肌层内，针孔处覆盖消毒纱布。15 天 1 次，下次可选已选的点，也可重新选点。由于刺激损伤及羊肠线(异性蛋白)刺激，在 1~5 天内，局部可出现红、肿、痛、热等无菌性炎症反应。少数病例反应较重，针口处有少量渗出液，属正常现象，一般不需处理。

4. 注意事项

(1)严格无菌操作，防止感染。

(2)两天内不要沾水，以防感染。

(3)发热病人不宜埋线。

(4)埋线最好埋在皮下组织与肌肉之间，肌肉丰满的地方可埋入肌层，羊肠线不可暴露在皮肤外面。

(5)根据不同部位，掌握埋线的深度，不要伤及内脏、大血管和神经干，以免造成功能障碍和疼痛。

(6)皮肤局部有感染或有溃疡时不宜埋线。肺结核活动期、骨结核、严重心脏病或妊娠期等均不宜使用本法。

(7)腰腿剧痛难以忍受者，不宜埋线，或症状缓解后再埋线。

十六、手足三针疗法

手足三针疗法是张显臣老师创立的以手足三针治疗颈肩腰腿痛、三叉神经痛和肋间神经痛等疑难病症快速止痛取效的疗法，对于增生性膝关节炎也有较好疗效。

1. 手三针、足三针穴位

(1)手三针　后溪、中渚、间谷。

间谷：位于手阳明大肠经之三间与合谷两穴连线之中点，主治身体前面的疼痛或疾病。

中渚：位于手少阳三焦经的循行线上，在手背第四、五掌指关节间后方凹陷处。

后溪：位于手太阳小肠经的循行线上，第五掌骨小头后方尺侧，手小指外侧本节后陷中，主治身体背面的疼痛或疾病。

（2）**足三针**　太冲、内庭、足临泣。

太冲：位于足厥阴肝经的循行线上，在第一、第二跖骨的骨间隙中，当大趾本节后1寸5分凹陷中，以指轻按有动脉应指。

内庭：位于足阳明胃经的循行线上，第二、第三跖趾关节前当足次趾外间凹陷中。

足临泣：位于足少阳胆经的循行线上，在第四、五跖骨结合部前方凹陷处。

2. 手三针、足三针治疗作用机制

手三针位于手的三条阳经线上，足三针只有太冲位于足厥阴经线上，其他两个穴位均位于足之阳经线上。手三阳经的走向是从手指→手背→前臂→上臂→肩→颈→头面，与足之三阳经相接续。足之三阳从头到足，阳明行于前，少阳行于侧，太阳行于后。足三阴从足到腹，手三阴从胸到手，这样循环无端，息息相通，联络脏腑肢节，沟通上下内外，调节身体各部组织器官的通路，使人体成为一个有机的整体。手足三针瞬间强刺激后，其爆炸感将积累的能量骤间激活，顺着经络快速运行，顺势冲破瘀滞的经络，使相连的经脉畅通，通则不痛，起着四两拨千斤的作用。

3. 手三针、足三针取穴原则

（1）循经取穴。根据经络所过，主治所及，以经络的循行线路进行取穴。

(2)经验取穴。一般的讲，颠顶痛、颈椎病、手颤抖、大小臂拘急、脊背痛、腰脊痛、尾骨痛、急性腰痛、扭伤、三叉神经痛、牙痛等手太阳经和督脉经的病痛，取后溪(后溪通于督脉)。肩前痛、肘痛、大、小臂桡侧痛麻，拇食指痛麻、牙痛等，取间谷。大小臂麻木疼痛、手指振颤、握物无力、肘痛等，取中渚。

(3)以手三针为主，足三针为辅。一般的病症，取手三针即可治愈，但腰腿痛足趾麻痹肿痛等，足三针是必用之穴，尤以足临泣为主穴。

(4)取患侧穴位，双侧肢体病痛取双侧穴位，中间痛取男左女右或双侧穴位。

(5)取穴尽量少。

4. 手三针、足三针的特点

手三针、足三针具有以下特点。

(1)**取穴少**　手三针、足三针取穴数最多也只是手足各三针。但是在一般情况下只取 1~3 个穴即可，手三针、足三针同用者极少。

(2)**进针快**　进针的速度快如闪电，一般不超过 1 秒。

(3)**手法快**　针如闪电一样进入穴内，手法要如疾风飞箭一样。从进针到手法完成约几秒种。

(4)**得气快**　手法快的特殊效应就是得气快，手法到时立即得气，酸麻重胀应针而至。

(5)**收效快**　入针即效，快者几秒钟慢者 10 余秒钟，就会感到疼痛有所减轻。

(6)**针刺时间短**　针刺时间的长短，是与疗效的有与无、好与差有关。收效显著，即可出针，针感差没效果时间就可稍长一点。笔者在运用手三针、足三针时从入针到出针多在1分钟左右，2~3分钟者较少。

5. 手三针、足三针主治

三叉神经痛、头痛、颈椎病、肩周炎、肘痛、肋间神经痛、腰椎骨质增生、腰椎间盘突出症、增生性膝关节炎、踝关节损伤、四肢麻木等。

6. 手三针、足三针治疗

穴位常规消毒，医生的右拇、食指摄紧针体的锋端，使针尖露1~1.5cm，先以左手拇指端稍用力向穴位点按即提起，右手之针迅疾刺入穴位，间谷、后溪为垂直进针，中渚、足三针均倾斜30度，中渚顺指间向手指刺，足三针向踝部刺，刺入达到一定深度，快速捻转提插强刺激，多有剧烈的、撕心裂肺的酸胀感，局部好像要爆炸一样，医生松开手指，令患者活动，如颈痛做摇头、勾头、后仰；肩臂肘痛做手臂的各种活动；腰痛做弯腰、侧弯等动作；腿痛做腿的各种活动等。一般是行针得气后疼痛即减轻甚或消失，如仍有疼痛，待活动到痛的姿势时，提插或左右轻旋，当一个痛的姿势消失，令其活动寻找疼痛的姿势再进行治疗。从进针、行针到收效出针一般是1~2分钟完成，如一针疗效不显著，可再取一穴。

7. 注意事项

(1)严格掌握针刺方向、角度。

（2）老年体弱、畏针者慎用。

（3）穴区皮损者禁用。

（4）由于刺激较强，易引起出血，对于出血者，应压迫止血。

（5）边治疗边活动患处。

十七、八字针灸疗法

八字针灸疗法是在"阴阳、相对、平衡、反应"八个字的指导下，掌握人体的各种疾病并了解在各个部位所发生的原因与治疗的方法，通过"定位"规律和"以针刺为主的反击方法"，能在瞬间达到消退各种病痛的一种治疗方法。八字针灸疗法的发明人李柏松先生通过《针灸大成》《医宗金鉴》《黄帝内经》等中医经典的学习总结，在历尽数十年的临床与研究后创研而成，其治疗增生性膝关节炎也有较好疗效。

1. 八字针灸疗法机制

（1）八字针灸疗法"阴阳"的概念：①上阳下阴。②背阳腹阴（即后阳前阴）。③左阳右阴。④外阳内阴。⑤四肢手掌连胳膊肚面为阴，足背顺连腿前为阴，反之为阳（图5-12）。

（2）八字针灸疗法"相对"是指病点与治疗点的相对关系，把人看成是一个有生命力的四维生物体，而不是二维的物体。相对的原则是"阴病阳治、阳病阴治"，具体为：①上病下取。②下病上取。③左病右取。④右病左取。⑤后病前取。⑥前病后取。⑦内病外取（图5-13）。

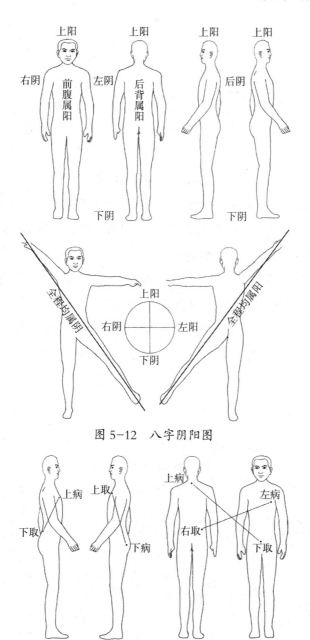

图 5-12　八字阴阳图

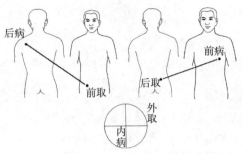

图 5-13　八字相对图

（3）八字针灸疗法中的"平衡"是身体局部发生病变的内因，是局部"自然物质"失调而撤走的结果，"自然物质"离去造成了身体的不平衡。"自然物质"离去的地方有规律可循，失去的地方是有"定向"和"定处"的，根据"定向"与"定处"的特性，再通过刺激，会立即返回原位（病患部位），八字疗法治病的原理就是让离走的"自然物质"回到原来的的地方，从而恢复机体的平衡，这样的点就是平衡点，也就是治疗点（图 5-14）。

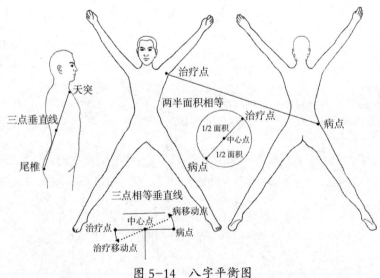

图 5-14　八字平衡图

在八字针灸疗法中，病点与治疗点之间必须同本体的中心点是一个垂直线，无论是一个椭圆体还是一个长方体，在本体总面积中，必须形成一个1/2的平衡相等的各半面积。

(4)八字针灸疗法中的"反应"是指任何事物的内在变化，都有其各种形式的外在反应。疾病发生后，除了在病灶区发生疼痛等，还可在身体某些部位发生结节、压痛、肤色改变等反应，但是有些外在表现并不是显示出来的，根据病灶点找准基本平衡点，在基本平衡点处用酒精棉球反复擦洗，即可出现不规则的红点或红块状，就是八字针灸疗法的反应区或反应点。在这些反应点或反应区最明显的中间施针，可以得到明显的治疗效果。只要定位准确，刺激适当，往往效如桴鼓。

(5)八字针灸疗法的整体观与脏腑、经络观：①八字针灸疗法的整体观：由于疾病与人体脏腑等有着不可分割的关系，人体是以五脏为中心，通过经络联系的有机整体，各脏腑之间、经络之间、经络与组织之间生理上相互联系，病理上相互影响，所以八字疗法以中医的整体观念为指导思想，无论诊断还是治疗均强调整体性。②八字针灸疗法的脏腑观：八字疗法以中医的辨证论治为指导思想，以五脏为中心，以经络为联系，辨证以脏腑辨证、经络辨证为主。例如肝系病变，肝在胁下，胆附与肝，二者互为表里。肝主筋，司全身筋骨关节之伸屈；肝主疏泄，其志为怒，与精神情志的疾病密切相关；肝藏血，与血液循环密切相关；其华在爪甲，开窍于目。肝为风之脏，主升主动，喜条达，恶抑郁。五行属木，其色为青。喜酸味，其液为泪。临床上见到与此相关的疾病，必须从肝而治。如肝司全身筋骨关节，若膝关节拘挛失用，单纯治疗反应区，就易反弹，疗效不稳。这时若加用肝相应区及上述关节相应区，效果就显著。肝病、胆病、眼病、情志病、妇科病等，均宜用之。其他脏腑病变，亦同样治疗。③八字针灸疗法的经络观：从经络角度考虑，肝脉起于足大趾，环阴器，过少腹，夹胃，属肝络胆，布胁肋，循咽喉，连目系，上颠顶等，这些部位病变为足厥阴肝经病，治疗除反应区外，必须在相应的肝反应区予以治疗，与其相表里的足少阳胆经、同名经手厥阴心包经也要协同治疗。其他十二经病变，亦同样治疗。关于任督二脉，因其总管人身阴阳之气，也是非常关键的经络，亦辨经治疗。

可见临床上的病症，一般很少单纯出现，多虚实夹杂、错综复杂。单独针对某一反应区或某一脏治疗，也不利于疗效的巩固。我们必须强调整体观念，捋顺相互之间的关系，按照主次程序，设置符合病情的治疗方案，才会取得更佳疗效。病情有急有缓、有标有本，治疗不可齐头并进，急症宜先治，靶目标明确，症状缓和后治慢性病，慢性病则标本兼治，对于正气虚弱病人，首先要调理气血化生之源——脾胃。

2. 八字针灸疗法的主治

颈椎病、肩周炎、网球肘、腰椎间盘突出症、腰椎骨质增生、股骨头缺血坏死症、膝关节骨性关节炎、踝关节损伤等损伤性痛症。

3. 八字针灸疗法治疗方法

局部常规消毒，先取大椎、命门、长强、膻中等毫针点刺，不留针，再用0.5圆利针或刃针点刺膝关节对应区对侧肘部对应部位，也可配合同侧肘部对应部位、对侧膝部对应部位，针刺同时活动病变部位，圆利针或刃针不留针，3 天 1 次，毫针留针 20~30 分钟，1 天 1 次。

十八、筋针疗法

筋针疗法是南京中医药大学刘农虞教授挖掘古灵枢而创立的用以治疗经筋病变的新疗法，简便、安全、微痛、高效，患者乐于接受，增生性膝关节炎为经筋病症，故适于增生性膝关节炎的治疗，多取得较好疗效。

(一)治疗原理

经筋包括筋膜、肌腱、韧带、肌肉、神经等，是十二经脉之气"结、聚、散、络"于筋肉、关节的体系，具有联络四肢百骸、主司关节运动的作用，《素问·痿论》："筋主束骨而利机关也。"其起于四末，向心性分布；分布于体表，又深入体腔；分支于头面、躯干，加强管窍、体腔的联系。经筋禀卫气，始发于足太阳，为卫气输布之处，由卫气温养而发挥"柔则养筋"的功能活动。经筋为病是由于正气虚弱，卫气不布或不足，不能发挥"循皮肤之中，分肉之间，熏于肓膜，散于胸腹(《素问·痹论》)的功能"，腠理空虚，风邪挟寒湿乘虚侵袭，入腠袭筋，卫气与邪气结聚于筋，气津不布所致，治疗通过针刺疏调经筋、宣导卫气，使卫宣邪散津布而恢复正常生理功能。

（二）治疗病症

经筋病症，包括筋性痹病、筋性窍病、筋性腔病。筋性痹病是以疼痛、运动障碍为主要表现的运动系统、神经系统疾病，包括颈椎病，落枕、肩周炎、肩或上肢肌腱炎、网球肘、腱鞘炎、腕管综合征、背肌筋膜炎、胸椎后小关节紊乱、肋间神经痛、腰椎间盘突出症、第三腰椎横突综合征、腰扭伤、腰臀筋膜炎、肥大性脊柱炎、股骨头缺血坏死、增生性膝关节炎、髌骨软化症、髌下脂肪垫损伤、膝部滑囊炎、下肢肌腱炎、损伤、踝扭伤、跟骨刺、跟腱炎等。筋性窍病包括头面五官、前后二阴经筋病变，如头痛、三叉神经痛、面瘫、中风、耳鸣、颞颌关节紊乱症等。筋性腔病为分布于胸腹腔的经膜病变。

（三）治疗方法

1. 治疗部位

（1）常规取穴部位

以痛为腧：压痛点为主要治疗部位，可为一般体位压痛，也可为特殊功能部位压痛，如肌肉抗阻力诱发疼痛。

以结为腧：结为经筋病灶的阳性反应物，多为结节状、条索状、颗粒状等，可有轻压痛，也为主要治疗部位。

以舒为腧：按之舒适、疼痛减轻处也为治疗部位，如《灵枢》"按之快然""按之痛解"，筋针治疗效果更为明显。

肌筋膜触发点：肌筋膜触发点是由肌肉紧张引起的，以特殊方式如自发、触按、运动等引起或放射痛，也作为取穴点。

神经节段：对于上述取穴部位不明显者，可根据神经节段在背腰脊柱旁开 0.5~1.5 寸之间选取筋穴。

（2）增生性膝关节炎取穴部位

膝上：沿股四头肌循筋寻找筋结点，一般位于鹤顶、血海、梁丘、伏兔等穴及其附近。

膝下：沿胫骨前肌、后肌循筋寻找筋结点，一般位于足三里、阳陵泉、上巨虚、承山、承筋等穴及其附近。

髌部：内、外膝眼，髌骨内外缘、下缘，内外侧副韧带压痛点。

其他部位：同侧臀部压痛点、腰 2~3 脊柱旁开 0.5~1.5 寸处等。

2. 治疗方法

膝上部、膝部、膝下部、臀部、腰部取仰卧位，腘窝、腿肚取俯卧，局部常规消毒后，以 0.3mm×30mm 或 0.3mm×40mm 的毫针或筋针进针，沿皮刺，膝上穴位向下透刺 25~35mm，膝下、髌部、腘窝、腿肚穴位向上透刺 25~35mm，髌上、髌下可向内、向外横刺 20~25mm，腰臀部可向上纵刺、或向内横刺 25~35mm，进针过程中可微痛，向里运针、行针过程中基本没有感觉，更没有酸麻胀重沉痛等针感，如有酸麻胀重沉则说明针刺过深，如有疼痛，则说明针刺过浅，均应调整进针深度，行针后嘱患者活动膝关节，多有明显效果，以疼痛减轻或消失为准，如没有减轻则应调整针刺方向，直到痛减为止，如仍不减轻，属筋骨同病，应在鹤顶、内外膝眼向髌骨短刺，留针 20~30 分钟，下次治疗有的治疗部位好转或消失已不明显，应进一步检查以确定新的治疗部位，2 日 1 次，10 次为 1 疗程。

十九、小周天疗法

小周天疗法是以修炼小周天过程中感觉不易通过的部位(穴位)为主要治疗部位，以微铍针、员针等为治疗针具，通过调节、疏通小周天，进而调节十二经脉、脏腑以及全身，用以防治疾病的方法，为治疗疑难病证的较好疗法，可用于增生性膝关节炎的治疗。

（一）小周天的功能

小周天由任督二脉组成，其功能为任督二脉功能的复合、提升，功能远大于任督二脉。

1. 独立循环、自成一体

小周天从下丹田出发，向下经会阴，过肛门向后，向上沿脊椎督脉通过尾闾、夹脊和玉枕三关，到头顶泥丸，再由两耳颊分道而下，会至舌尖，与任脉相接，沿胸腹正中向下还丹田循环一周，督脉主升，任脉主降，如此往复进行，独立存在，自成一个体系，为人体最基本的循环系统，也是机体调节的基本单位，也为治疗的基本单位，由于其循行路线最短，循环简单，调整速度快捷、高效，故治疗反应快捷，见效迅速，疗效好。

2. 督领阴阳、统摄全身

小周天之任脉行走在人体前正中，总调全身的阴经，统摄全身阴经气血，为"阴脉之海"，"总任诸阴"，督脉行走在人体后正中，督领全身的阳经，统摄全身阳气和真元，为"阳脉之海"，"总督一身阳经"，其统摄阴阳经是通过任督二脉与十二经多次、反复交会，相邻循行，脉气相通实现的，是统摄、督领阴阳经的总枢纽。

3. 机体通道、运行气血

小周天由任督二脉组成，为经络的主干，为气血运行的通道，由于其为机体最主要、最直接、口径最大的经络，故有"任脉主血，督脉主气，为人体经络主脉"之说，相对于整个经络系统，小周天之任督二脉，也是气血运行最主要的通道，为气血运行的"高速公路"。

4. 沟通联络、调节机体

小周天能统摄诸经，是机体沟通协调的中心。同时任督二脉也是感应刺激、传导信息的中心，能调节人体的功能活动，使之保持协调、平衡。

5. 贮藏精气、营养机体

小周天修炼过程中，气血不断积聚，达到一定程度，满则溢，有突然通的感觉，说明不但为气血运行通道，还为气血积聚之处、储藏之处，犹如宽窄不等的河道，也如带有湖泊的河道，真气充实于小周天通道中，有一定的储藏精气血的功能。

6. 络属于肾、化生元气

《奇经八脉考》："医书谓之任、督二脉，此元气之所由生，真息之所由起。"小周天化生元气是通过肾主元阴、元阳，为先天之本，而小周天之任督二脉与肾关系密切、经脉相连、脉气相通、互相络属，小周天内充实真气而实现的。

7. 内设关窍、调节气血、抵御外邪

小周天之任督二脉根据机体的形态结构形成了一些关窍，为机体进化的结果，这些关窍口径稍小，但关窍前容积较大，储蓄了气血，对气血的运行有一定的控制、调节作用，为机体的调节机构。外邪侵袭机体，顺经络而入，关窍又是护卫机体、抵御外邪入侵、正邪斗争的关键场所，参与了抵御外邪、驱逐外邪的过程。

8. 反应证候、助诊病情

小周天循行路线上的关窍、穴位为正邪斗争的关键场所，也是气血易于聚结、郁结、郁滞的场所，气血的聚结、郁结、郁滞，使局部血运异常，更会带来局部的病理改变，既可出现内部的变化，也可出现体表的变化，体表可以出现一些结节状、条索状反应物，可出现压痛、敏感、高起、凹陷等，皮肤也可出现色素沉着、粗糙、出血点改变等，根据这些变化，可以帮助发现病变所在，帮助诊断病情，并可帮助判断疾病的性质，病位所在即治疗所在，也为治疗提供参考依据。

（二）小周天疗法的治疗作用

1. 针刺穴位、调节经络

小周天之穴位，多是任督二脉的主要穴位，是经气易于郁积、郁滞、阻滞之处，既是病变部位，也是治疗之处，通过对小周天穴位运用不同针具、不同手法的治疗刺激调节，使郁积、

郁滞、阻滞之处疏通，小周天的穴位，皆具有全身整体治疗作用，即每个穴位可调节全身，治疗全身性病变，同时又有一定的局部治疗作用，用于局部病变的治疗。

2. 疏导郁滞、助力运行

针刺疏导前后正中线任督二脉过程中，感到有连续的串珠样的突破感，说明通过疏导，阻塞之处即可被突破、贯通，气血郁积、郁滞解除，经脉通畅，气血运行正常，与小周天运行同向，疏导的方向性，也帮助、促进、加强、助力小周天的运行，不但疏通小周天，而且加快了小周天的运行。

3. 松解疏通、扩大关口

三关、三丹田、关窍等穴位为小周天运行中的关卡、关口、狭窄处，是经气郁积、郁滞处，气血易于阻塞处，也是经气运行调节处，打开关卡，松解、疏通关卡是治疗的关键所在，针刺适度切割松解，不但强烈刺激了关卡的调节功能，使气血运行通过调节趋于正常，同时使关口放松，关口口径不同程度地扩大，关口更加通畅、高效，任督二脉气血运行通道变宽、变为通畅，阻塞减少，郁积、郁滞消失，阻塞得以疏通，气血运行更为通畅。较其他部位相比，前后正中部位的松解，两侧的牵拉力一直保持相同，对两侧组织的影响相等，避免了两侧因牵拉力的不相等、不平衡而产生新的病理改变、疾病产生，利于疾病的康复和整个机体的阴阳恢复平衡。

4. 切割松解、修正经脉

狭窄、弯曲等异常处，对其部位进行切割松解，可松解狭窄、调整弯曲、调节功能，实施功能和物质基础的"再造"，使之变宽、变直，修正经脉，畅通经脉。

5.针刺五体、调节脏腑

五体由五脏所主，与组织器官有着密切关系，五脏病变可以反映到五体，出现五体症状，五体病变，也可影响五脏，出现脏腑、组织、器官症状，通过调整脏腑，治疗五体病变，也可通过针刺五体，治疗脏腑、组织、器官病变，这就是针刺等疗法治病道理所在。微钺针前后正中线的切割治疗、员针的分刺，首先刺入的是皮，通过皮肤调整肺的功能活动，其次是筋，通过切割，使筋得到松解，消除紧张，经脉通畅，使"主束骨而利机关"功能恢复正常，亦调整了肝的功能，最后刺到是骨，对骨的强刺激，通过骨调整肾的功能活动，脉无处不在，调节皮筋时，脉也得以调节，通过脉调节了心的功能，在刺筋、骨时，也不同程度地刺激肌肉，同时筋的松解，缓解了对肌肉的牵拉刺激，使肌肉放松，间接调整了肌肉，通过脉、肌肉调节了心脾的功能。脏腑得以调节，则全身得到调节。

6.疏导营卫、调节气血

《灵枢·刺节真邪》："用针之类，在于调气，气积于胃，以通营卫，各行其道。"营卫循行于脏腑经脉，尤其任督二脉，营卫失常可出现脏腑功能失常病症，针刺小周天之任督二脉的组织，对营卫具有调节作用，可治疗脏腑功能失常的病症，员针通过对任督二脉皮下组织"分肉"的浮刺通透松解，有疏通调节卫气、小周天的作用，使卫气疏通，微铍针对前后正中线任、督二脉的切割松解、员针的分刺，也有疏通小周天、调节营气的作用，使营气疏通，通过营卫的输布、运行的调节，对脏腑、经络、组织等进行调节，从而达到治疗目的。

7. 调理脏腑、平衡阴阳

小周天循行于前后正中线，前为胸腹为阴，后为腰背为阳，且为阴阳的中线，为调节阴阳的最佳部位，通过前后正中线的刺激，可使阴阳恢复动态平衡，不但调节本身阴阳，还可调节十二经阴阳、整个机体阴阳。

（三）治疗病症

1. 内科科疾病

中风后遗症、头痛、眩晕、郁证、失眠、老年痴呆、面瘫、面肌痉挛、三叉神经痛、冠心病、哮喘、慢性胃炎、十二指肠溃疡、溃疡性结肠炎、便秘、前列腺炎、阳痿。

2. 骨伤科疾病

颈椎病、肩周炎、网球肘、腰椎间盘突出症、腰椎管狭窄症、股骨头缺血坏死、膝关节骨性关节炎、慢性膝关节滑囊炎。

3. 其他疾病

类风湿关节炎、强直性脊柱炎、痛风、耳鸣、过敏性鼻炎、鼻窦炎、咽痛、痛经、乳腺增生、不孕、更年期综合征、带下证、银屑病、带状疱疹后遗神经痛、痔疮、小儿多动症。

（四）小周天疗法的治疗方法

1.治疗穴位

三关、三丹田、关窍之玉枕关、夹脊关、尾闾关、上中下丹田、阳窍等（图 5-15），作为小周天治疗的主要部位，不但治疗前后正中部位病变，也可治疗全身病变，这些穴位不同于任督二脉普通的腧穴在棘突间的凹陷处，而是多在高起处，在骨上或棘突上，此处应力较高、较集中，易于损伤，为病变部位，也为治疗

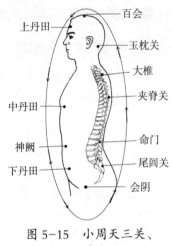

图 5-15　小周天三关、三丹田

部位，穴位可为一个点，也可为一定区域，病重者或疑难者不但治疗后面督脉，同时治疗前面任脉，任督二脉前后同治。

2.刺法

取坐位、俯卧位、仰卧位，常规消毒，局部麻醉后选取尾闾关、玉枕关治疗，尾闾关微铍针快速刺过皮肤，朝下纵行切割致骶骨，进行充分的纵行、横行切割松解。玉枕关微铍针快速刺过皮肤，朝内上方纵行切割致骨，进行充分的纵行、横行切割松解。一般治疗 1 次，症状明显减轻，其次在下丹田、夹脊关等进行切割治疗。督脉其他部位配合运用，尤其病情较重、病程较长者。每日 1 次，每次 1~2 穴。

3. 小周天疗法取穴特点

(1)穴位少而精、易于掌握，小周天主穴 6 个，常用穴位 10 多个，每次取穴 1~2 个，选穴较单纯，也易于掌握。

(2)以督脉穴为主，兼顾任脉。

(3)有整体治疗作用，兼有部分局部治疗作用。

(4)穴区可以是凹陷处，也可以是高起处。

(5)督脉腧穴针尖朝上，任脉腧穴针尖朝下。

(6)每次选一个体位。

（翟勇）

第六章　封闭疗法

封闭疗法是根据不同病症将局麻药和糖皮质激素等注射于某一特定部位或压痛点的治疗方法。封闭疗法具有良好的消炎止痛效果，是骨伤科常用的治疗方法，对于增生性膝关节炎有较好疗效，由于激素有不良反应，不作为常规治疗方法，多用于其他疗法效果不理想的临时治疗。

一、封闭原理

机体筋肉损伤后，肌肉附着点和筋膜、韧带、关节囊等损害的软组织，可发生疼痛信号，通过神经的反射作用，使有关组织处于警觉状态，肌肉收缩、紧张甚至痉挛，目的是减少肢体活动，避免对损伤部位的牵拉刺激，减轻疼痛，若失治或误治，损伤组织可形成不同程度的粘连、纤维化或瘢痕化，并不断地发出有害冲动，加重疼痛、压痛和肌肉收缩紧张，继而又可在周围组织引起继发性疼痛病灶，如此造成恶性循环。膝部应用局麻药和糖皮质激素等混合药液，通过神经－内分泌的调节作用和药理作用，可消除膝部炎性刺激，阻断病理反射的发生发展。局麻药使局部疼痛消失，改变或阻断疼痛－肌紧张、痉挛－粘连、纤维化－疼痛的恶性循环，糖皮质激素可减轻甚至消除无菌性炎症、肿胀、渗出和粘连的病理过程，透明质酸酶可加速无菌性炎症的消散、吸收和粘连的松解。由于原发病灶的疼痛刺激消除，进而缓解反射性的肌紧张、肌痉挛等继发因素，改善局部的营养状况，加强局部血液循环，使病理发展成为良性循环。肌痉挛的消除、无菌炎症的消失和粘连的松解，使膝周疼痛、肿胀消失，膝部肌肉、肌腱、韧带及膝关节取得动态平衡，恢复了膝关节正常活动功能。

1. 止痛

封闭疗法的局部麻醉药能消除传向神经系统病理冲动的来源，阻断了局部病变发出的疼痛信号，使疼痛感减轻或消失，从而达到临时止痛的作用。

2. 保护神经系统

局部麻醉药消除了疼痛，阻断了疼痛的恶性循环，使神经系统得到休息和调整，从而达到保护作用。利于神经功能的恢复。如加入营养神经药物，则恢复更快。

3. 消除肌肉紧张痉挛

局部麻醉药由于消除了原发病灶的疼痛刺激，缓解了反射性肌紧张、肌痉挛的继发因素，使膝肌肉松弛、舒缩有序，临时消除了肌肉紧张、痉挛，也消除了骨质增生的原因，远期亦有一定效果。

4. 促进局部血液循环

由于局部肌肉紧张、痉挛的消失，使局部血供增加，促进了血液循环，改善了局部微循环和肌肉的营养状况。

5. 消除炎症

封闭疗法中的糖皮质激素能抑制非感染性炎症，减轻充血，降低毛细血管的通透性，抑制炎症的浸润和渗出，而局部麻醉药能改善局部血液循环，增加新陈代谢，加速代谢产物和水肿、炎症的消散吸收，从而达到协同作用，消除炎症。

二、常用封闭药物

1. 利多卡因

（1）**药理作用**　局麻作用较普鲁卡因强2倍，持续麻醉时间长1倍，毒性也相应加大，穿透性、扩散性强。具有抗心律失常作用，对窦性心律失常疗效较好，作用时间短暂，无蓄积性，反复使用，不抑制心肌收缩力，治疗剂量血压不降低。

（2）**用量**　常用量为0.5%~1.0%利多卡因10~15ml，一次不超过0.15g。

（3）**毒性反应**　常用剂量一般不会引起毒性反应。但毒性反应的发生率比普鲁卡因高，较轻者可有头晕、眼发黑，重者为纤细的骨骼肌震颤或抽搐。对抽搐者可给苯巴比妥、苯妥英钠等。对心肝功能不全者，应适当减量，禁用于二三度房室传导阻滞、有癫痫大发作史、肝功能严重不全者。

2. 布比卡因

（1）**药理作用**　为长效局部麻醉药，临床上不仅用于麻醉，而且用于神经阻滞，其麻醉效能比利多卡因强约4倍，一般给药后4~10分钟作用开始，15~25分钟达到高峰，用其0.5%的溶液加肾上腺素作硬膜外阻滞麻醉，作用可持续5小时，弥散度与利多卡因相仿。本品在血液里浓度低，体内积蓄少，作用持续时间长，为一种比较安全的长效局麻药。

（2）**用法与用量**　局部浸润麻醉，成人一般用0.25%，儿童用0.1%，小神经阻滞用0.25%，大神经阻滞用0.5%，硬膜外麻醉用0.5%~0.75%。成人常用剂量为2mg/kg，一次数量为200mg。

注意：与碱性药物混合会发生沉淀。

3. 注射用盐酸罗哌卡因

（1）**药理作用**　是一种新型长效酰胺类局麻药，其作用持续时间长，且具有麻醉和止痛作用。其药理学特点为心脏毒性低微，感觉阻滞与运动阻滞分离较明显，具有外周血管收缩作用。因此该药尤其适用于术后镇痛和产科麻醉。罗哌卡因与传统局麻药相比，具有下列优点：①疗效作用：罗哌卡因作用时间明显长于其他长效局麻药，皮下浸润麻醉作用时间较同浓度的布比卡因长2~3倍。②疗效独特：罗哌卡因的感觉–运动阻滞分离度远大于布比卡因，且清除率较高，使其更适合于镇痛。③可控性强：罗哌卡因的麻醉效果呈剂量依赖性，也就是说罗哌卡因产生的感觉与运动阻滞程度是可预测可控制的。④毒副作用低微：罗哌卡因没有一般长效局麻药的心脏毒性较大的缺点，该品极少发生心脏毒性，且胎儿对本品具良好耐受性。

（2）**功能主治**　外科手术麻醉，硬膜外麻醉，包括剖宫产术、区域阻滞、急性疼痛控制、持续硬膜外输注或间歇性单次用药，如术后或分娩镇痛。

（3）**用法用量**　0.5% 5ml。

（4）**禁忌**　①对酰胺类局麻药过敏者禁用。②严重肝病患者慎用。③低血压和心动过缓患者慎用。④慢性肾功能不全伴有酸中毒及低血浆蛋白患者慎用。⑤年老或伴其他严重疾患即需施用区域麻醉的患者，在施行麻醉前应尽力改善患者状况，并适当调整剂量。

4. 糖皮质激素

糖皮质激素由肾上腺素皮质束状带细胞合成和分泌，更多的是人工合成品，它们对糖的代谢作用强，对钠、钾的代谢作用弱，主要影响糖和蛋白质的代谢，特别能对抗炎症，封闭治疗增生性膝关节炎，主要是用其抗炎作用。

（1）**药理作用**　抗炎作用，能抑制炎症，减轻充血，降低机体毛细血管的通透性，抑制炎性浸润和渗出，抑制纤维细胞的增生和肉芽组织的形成，防止炎症的粘连、瘢痕。此外，还有抗毒、抗过敏、抗休克作用等。

（2）**用法与用量**　可以静脉给药、肌内注射、局部封闭等。局部用量：①氢化可的松每次 12.5~50mg；②可的松每次 25~100mg；③泼尼松每次 12.5~75mg；④泼尼松龙每次 12.5~75mg；⑤地塞米松每次 5~10mg；⑥曲安奈德每次 1~2mg。

（3）**注意事项**　①糖尿病：糖皮质激素可促进糖原异生，减降组织对糖的利用，使血糖升高，减少肾小管对葡萄糖的再吸收，从而诱发糖尿病或使病情加重，故糖尿病患者禁用。②高血压：糖皮质激素可使血中胆固醇含量增高，并可使水和盐潴留，从而使血压更加增高，故高血压病人应慎用。③心脏病：心脏病患者往往有慢性水钠潴留的水肿症状，糖皮质激素有不同程度的水钠潴留及排钾作用，能使心脏病加重，故心脏病患者少用。④活动性溃疡病、活动性结核病：糖皮质激素能抑制蛋白质的合成及增加其代谢，易致溃疡病出血、穿孔，可使活动性结核病扩散。

5. 透明质酸酶

（1）**药理作用** 为一种能水解透明质酸的酶(透明质酸为组织基质中具有限制水分及其他细胞对物质扩散作用的成分)，可促使皮下输液、局部积贮的渗出液或血液加速扩散而利于吸收，局部运用能加速无菌性炎症水肿、渗出的吸收消散和粘连的松解。

（2）**用量** 每次 100~150U

（3）**注意** 禁用于局部感染，以防引起扩散。

6. 玻璃酸钠注射液

玻璃酸钠是广泛存在于人体内的生理活性物质，是一个由葡萄糖醛酸和乙酰氨基己糖组成双糖单位聚合而成的一种黏多糖。严格来说，玻璃酸钠关节内注射不属封闭范围，但按就近的原则，暂列于封闭疗法一节。

（1）**药理作用** 玻璃酸钠为关节滑液的主要成分，是软骨基质的成分之一。在关节腔内起润滑作用，减少组织之间的摩擦，同时发挥弹性、缓冲应力对关节软骨的作用，发挥应有的生理功能。关节腔内注入高分子量、高浓度、高黏弹性的玻璃酸钠，能明显改善滑液组织的炎症反应，提高滑液中玻璃酸钠含量，增强关节液的黏稠性和润滑功能，保护关节软骨，促进关节软骨的愈合与再生，缓解疼痛，增加关节活动度。①保护软骨，促进修复：可在软骨表面形成黏弹性保护膜，重新建立已经破坏的自然屏障，防止软骨基质进一步破坏、流失，促进关节软骨的愈合和再生。②润滑关节，减轻摩擦：保水性及高黏弹性，可以保护和润滑关节，减少组织间的摩擦，增加关节活动度。③抑制炎症，减少渗出：对炎症介质的扩散具有较强的抑制作用(屏障作用)，减少滑膜的通透性及关节内渗液。④缓解疼痛，改善功能：覆盖和保护痛觉感受器，抑制滑膜及滑膜下的痛觉感受器及痛觉纤维的兴奋性，迅速而持久的缓解关节疼痛，改善关节运动功能。⑤促 HA 合成，作用持久：能恢复滑膜细胞合成高分子量玻璃酸钠的功能，提高滑液中玻璃酸钠含量，增强关节液的黏弹性和润滑功能。

(2)**适应证** 膝关节骨性关节炎、肩周炎等症。

(3)**用法用量** 2ml/20mg。本品为膝骨关节炎、肩周炎等症的改善药物。用于膝骨关节炎时，膝关节腔内注射；用于肩周炎时，肩关节腔或肩峰下滑囊内注射。1 次 2ml，1 周 1 次，5 周为 1 个疗程。

(4)**不良反应** 个别患者注射部位可出现疼痛、皮疹、瘙痒等症状，一般 2~3 天内可自行消失，若症状持续不退，应停止用药，进行必要的处理。

三、封闭方法

1. 髌股间隙封闭

取仰卧曲膝位，局部常规消毒后，在内侧膝眼处进针，先在髌股关节间推注药液，然后再在髌下脂肪垫、髌韧带在髌骨附着点、局部关节囊等推注药液。

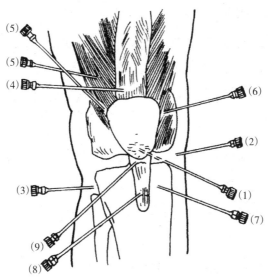

图 6-1　膝部注射点示意图

1. 髌股间隙注射点；2. 膝内侧副韧带封闭注射点；3. 膝外侧副韧带注射点；
4. 髌骨上缘注射点；5. 股四头肌外侧头注射点；6. 髌骨内缘注射点；
7. 胫骨内髁注射点；8. 胫骨粗隆注射点；9. 髌骨下端注射点

2.外膝眼封闭

取仰卧曲膝位，局部常规消毒后，在外侧膝眼处朝内上进针，边进针边推注药液，在髌下脂肪垫、髌韧带髌骨附着点、局部关节囊等推注药液。

3.膝内侧副韧带封闭

取仰卧曲膝位，患肢稍外旋，局部常规消毒后，膝部内侧的压痛点为进针点，先在皮内注射一皮丘，再逐渐边进针边推注药液，进针要慢，推药要多，针尖触及骨面，推注剩余药液，注射面积要大。

4. 膝外侧副韧带封闭

取仰卧曲膝位，患肢稍内旋，局部常规消毒后，膝部外侧的压痛点为进针点，先在皮内注射一皮丘，再逐渐边进针边推注药液，针尖触及骨面，推注剩余药液。

5. 髌骨上缘封闭

取仰卧曲膝位，局部常规消毒后，髌骨上缘的压痛点为进针点，先在皮内注射一皮丘，再进针至股四头肌髌骨上端附着处浅层，推注药液，逐渐深刺至髌股边缘关节囊，然后在股四头肌及关节囊部推注剩余药液。

6. 髌骨外上缘股四头肌外侧头封闭

取仰卧位，局部常规消毒后，股四头肌外侧头与中间肌的肌间沟压痛点为进针点，进入肌间沟处推注足量药液，再向髌骨上缘、外缘附着点注射。

7. 髌骨内缘封闭

取仰卧半曲膝位，局部常规消毒后，髌骨内侧缘的压痛点为进针点，刺入髌内侧，先在髌骨膜及肌筋膜附着处注射，逐步在股四头肌内侧头附着点处推注药液，最后在髌骨缘内侧关节囊注射。

8. 股骨内上髁封闭

取仰卧半曲膝位，局部常规消毒后，股骨内上髁的压痛点为进针点，边进针边推注药液，进针至骨面，注射药液，由于此处压痛较广泛，故应充分注射药液。

9.胫骨内髁封闭

取仰卧稍外旋曲膝位，局部常规消毒后，胫骨内髁的压痛点为进针点，垂直刺入，先在皮内注射一皮丘，再进行骨浅面软组织注射药液，最后向四周注射。

增生性膝关节炎患者往往痛点较多、压痛范围较大，每次可选 2~3 个压痛明显的点封闭，每个点 3~5ml，每周 1 次，一般不超过 3~5 次。

四、注意事项

(1)严格无菌操作，防止感染。

(2)感染性疾病禁用，如化脓性膝关节炎、结核等局部禁用封闭疗法，以免引起感染扩散。

(3)糖尿病、高血压等患者禁用。

(4)内外侧副韧带注射后可出现较剧烈的疼痛，一般不需处理。

(5)糖皮质激素有不良反应，不可长期运用。

五、玻璃酸钠注射

(1)**体位** 仰卧位，全身肌肉放松，伸直位或微曲。

(2)**进针点** 内、外侧膝眼处，内、外髌上角，内、外侧髌骨缘。

（3）**注射方法**　患者仰卧位，膝关节伸直，局部常规消毒后，髌骨上缘与髌骨内外侧缘的交点为两点，斜向髌股关节中心，以 45°角穿刺，或膝关节微屈 30°左右，从髌骨下方的髌韧带内侧或外侧关节间隙垂直进针，有突破感即推注药液。

六、膝关节冲洗

关节冲洗可以清除软骨、坏死组织的碎屑、炎症介质，如前列腺素、白细胞介素、肿瘤坏死因子等，同时调节关节液的渗透压、酸碱度、电解质平衡，改善关节内环境，加速滑膜炎症的消退。其常用方法：取坐位或仰卧稍屈位，局部常规消毒后，从膝内上或外上进针滴注药液，从膝对侧外下或内下针头流出，即滴注针头与流出针头不在同侧，而在对侧，这样保证冲洗面积大，冲洗较为彻底，用生理盐水或林格氏液约 4000ml 冲洗直至冲洗液清亮，然后注入抗生素保留；或先用 1000ml 生理盐水或林格氏液冲洗，然后再用溶有 16 万 U~24 万 U 庆大霉素的生理盐水冲洗。北京地坛医院骨科张强医生在冲洗完毕后加用透明质酸药物如施沛特，可加强对软骨的修复和保护，有效率较单纯冲洗可提高。也可加入地塞米松 5mg。

第七章　小针刀疗法

　　小针刀疗法是中西医结合而产生的一种治疗方法，是由朱汉章教授发明创立的。它根据生物力学原理，将针灸针与外科手术刀有机地结合在一起而形成，具有针灸针与手术刀的双重功能。小针刀直径约1mm，长5.5~10mm，尖有刀刃，可剥削、松解粘连，效同手术刀，但避免了手术打开，操作面积大所带来的创伤及遗留瘢痕和再粘连等后遗症。于穴位顺经络方向纵行剥离，起到了针灸针刺激的作用，但其刺激量大，疏通经气郁结和结节样、条索样反应物等致气滞血瘀迅速而完全，可收到针灸针无法比拟的效果，且操作时间短，不易晕针，可刺破膝关节的滑囊壁，打通滑液的外排通道，起到内引流、减压的作用，还可疏解肌肉、筋膜的紧张、痉挛，利于力平衡的恢复，基于以上特点，小针刀疗法对于肢体软组织陈旧性超过2个月的损伤和慢性劳损具有独特的疗效，对于因炎症导致病理性粘连疗效也非常显著，尤其是对增生性膝关节炎患者，所以小针刀疗法是治疗增生性膝关节炎最常用、疗效最好的方法。

一、治疗原理

人体在静止状态时，所有组织器官都有相对稳定的位置关系，以维持正常的力学关系，即静态平衡。如果组织器官某一部位的相对稳定的关系遭到破坏，不能维持其正常的力学状态，失于平衡，即为静态平衡失调。

人体活动时，所有组织器官都有不同的活动范围，以维持其正常的力学状态，即为动态平衡。如果某一组织器官的正常活动范围遭到破坏，不能维持正常的力学状态，即为动态平衡失调。

增生性膝关节炎患者由于膝关节周围的受凉、损伤、无菌性炎症，肌肉、肌腱、韧带的紧张、挛缩、粘连，使肌群间的功能失于协调，应力集中部钙化、增生，关节间隙变小，内侧肌群、韧带的力量大于外侧，关节狭窄内侧较外侧更重更明显，髌骨由于受到牵拉运行轨迹偏差，与股骨的髌骨面运动失于协调并发生摩擦，导致了软骨损伤和骨质改变，影响了膝关节正常的活动，破坏了膝部的静态和动态平衡，引起膝部疼痛和功能障碍。

增生性膝关节炎等，多由于肌腱、韧带的损伤，局部形成无菌性炎症，日久造成局部的粘连，由于肌肉、肌腱紧张、痉挛，长期的高应力牵拉，形成骨质增生，使运动失于协调，小针刀疗法的特点是以剥离、松解肌肉、肌腱、韧带间的粘连为主，缓解肌肉的紧张、痉挛，使各肌群、肌腱、韧带间舒缩有序，相互间协调、配合，以恢复膝部的静态、动态平衡。通过小针刀的松解剥离，消除了粘连，恢复了肌肉、肌腱、韧带间运动的平衡协调，消除了膝关节骨质增生的产生原因；对于关节积液，多由于滑膜受损伤发炎，增生水肿变厚，分泌增多，产生较多的滑囊液，外排通道因水肿增厚而堵塞蓄积，积液的刺激，使滑囊壁更加肥厚，分泌产生的液体更多，如此造成恶性循环，通过小针刀的通透剥离，使外排通道通畅，释放了蓄积的滑囊液，使水湿之邪性质发生变化，部分变成了精微，打破了积液刺激增生、分泌增多的恶性循环。对于急性损伤、急性炎症、感染性炎症，虽不能作用于病变部位，但可用于小针刀疏通周围腧穴经气凝滞、凝结，畅通气血运行，对于整体的修复也起到积极的作用，当然对于陈旧性损伤，在松解局部粘连的同时，亦多配合小针刀对周围腧穴经气的疏通。

二、进针规程和常规操作方法

1. 进针规程

（1）**定点** 在确定病变部位(施术部位)和摸清该处的解剖结构后，在进针部位用紫药水或其他方法做一标记，局部碘酊消毒后再用酒精脱碘，医者戴无菌手套，覆盖无菌洞巾。

（2）**定向** 为了有效地避开神经、血管和重要脏器，使刀口线和大血管、神经及肌肉、韧带纤维走向平行，将刀口压在进针点上。

（3）**加压分离** 右手拇、食指捏住针柄，其余二指拖住针体，稍加压力不使其刺破皮肤，使进针点处形成一个长形凹陷，刀口线和重要血管、神经和肌纤维走向平行，血管、神经、肌肉等就被分离在刀刃两侧。

(4)**刺入**　右手拇、食指捏住把柄，其余二指拖住针体，其余二指作为支点，压在进针点附近皮肤上，防止刀锋刺入皮肤后超过深度而损伤深部重要神经、血管和脏器，或深度超过病灶，损伤健康组织，继续加压，感到一种坚硬感，说明刀口下皮肤已被推挤到接近病变部位或骨质，稍一加压，即穿过皮肤，进针点处凹陷基本消失，神经、血管即膨起在针体两侧，即可根据需要施行手术，进行治疗，适于髌骨上下端、内外侧副韧带、股骨内上髁、胫骨内外髁等。对于筋膜、关节囊、滑液囊等，没有坚硬感，只有抵抗感即可，适于内外膝眼、膝部内外侧支持带、滑囊、关节囊等。对于腧穴，不要求有坚硬感、抵抗感，稍加用力刺入即可。

2. 常规操作方法

(1)**纵行疏通剥离法**　粘连结疤发生于肌腱、韧带附着点时，将刀口线和肌肉、韧带走向平行刺入患处，当刀口接触骨面时，按刀口线方向疏剥，附着点宽时，可分几条线疏剥。周围腧穴和(或)有条索状、结节状反应物等经气凝滞、聚结时，将针刀刺入经气滞结处(不是在骨面上)，沿肌纤维走行或经络循行方向进行剥离。纵行疏通剥离法为最基本、最常用的方法，也是治疗增生性膝关节炎最重要的方法，适于膝部各个部位的治疗。

(2)**横行剥离法**　肌肉、韧带和骨发生粘连，将刀口线接触骨面时，作和肌肉、韧带走向垂直的铲剥，将肌肉或韧带从骨面上部分铲起，至感觉针下有松动感。适于膝部肌肉、韧带在行走过程中与骨的粘连，可在走行的中间过程，也可在附着点附近，适于膝关节内、外侧副韧带、股骨内上髁、胫骨内外髁等的治疗。

（3）**切开剥离法** 几种软组织互相粘连结疤，如肌肉与韧带、韧带与韧带、韧带与肌腱等互相结疤粘连时，将刀口线和肌肉、韧带走向平行刺入患处，将互相间的粘连结疤切开。如有滑囊，将滑囊壁的下端纵行切开数刀，再横行分离，使滑液流出，并尽可能使内流通道通畅，起到内引流的作用，适于膝部周围滑囊炎、髌下脂肪垫损伤、髌骨内外支持带等的治疗。

（4）**通透剥离法** 范围较大的粘连板结，无法进行逐点剥离，在板结点处可取数点进针，进针应选肌肉和肌肉等软组织相邻的间隙处，当针接触骨面时，除软组织在骨上的附着点之处，都将软组织从骨面上铲起，并将软组织间的粘连疏剥开来，适于膝关节侧副韧带损伤。

（5）**切割肌纤维法** 部分肌纤维紧张，引起疼痛和功能活动障碍，将刀口线和肌纤维垂直刺入，切断少量紧张的肌纤维，可迅速缓解症状，对于部分韧带紧张者，也可用此法切割部分以缓解症状，如增生性膝关节炎有轻度膝内、外翻畸形，可切割部分内、外侧副韧带。

临床治疗增生性膝关节炎时，以上五种方法多配合运用，纵行疏通剥离，横行剥离多用于髌骨上下极，股骨内上髁，腘窝，内、外侧副韧带损伤，髌韧带损伤等，切开剥离法、通透剥离法多用于膝部滑囊炎、髌下脂肪垫损伤等，切割肌纤维法一般用于肌肉或韧带挛缩较重，内翻畸形的内侧关节间隙、股骨内上髁，用其他手法效果欠佳者。

三、治疗方法

1. 髌骨上端骨刺的治疗

取仰卧位，髌骨上端尖部为进针点，局部常规消毒后，刀口线与骨刺的竖轴垂直，与局部平面垂直，4 号针刀刺入皮肤，在髌骨上端骨刺的尖部作切开松解和铲磨削平，消除高应力点。

2. 髌骨下端骨刺的治疗

取仰卧位，髌骨下端尖部为进针点，局部常规消毒后，刀口线与髌骨下端骨刺的竖轴垂直，与进针点平面垂直刺入皮肤，在髌骨下端骨刺的尖部作切开松解和铲磨削平，消除高应力点。

3. 髌骨内下(内膝眼)的治疗

取仰卧位，膝关节屈曲位，髌骨内下为进针点，局部常规消毒后，刀口线与下肢纵轴平行，与进针平面垂直刺入皮肤，针尖向外上方，进行切开剥离松解，松解筋膜、支持带、关节囊等。也可继续深入，刺到外侧胫骨棘，松解交叉韧带。

4. 髌骨外下(外膝眼)的治疗

取仰卧位，膝关节屈曲位，髌骨外下为进针点，局部常规消毒后，刀口线与下肢纵抽平行，与进针平面垂直刺入皮肤，针尖向内上方，进行切开剥离松解。也可继续深入，刺到内侧胫骨棘，松解交叉韧带。

5. 内侧副韧带的治疗

取仰卧位，膝关节下方垫一薄枕，使膝关节稍屈曲，内侧副韧带压痛点即为进针点，局部常规消毒后，4 号针刀垂直刺入皮肤，刀口线与韧带竖轴平衡，到达骨面后先纵行剥离，如不在韧带附着点，则行横行剥离 3~5 下，如有膝内翻，刀口线与内侧副韧带走向垂直，切断少许副韧带，出针后局部压迫 2~5 分钟。

6. 外侧副韧带的治疗

较内侧副韧带损伤少，取仰卧位，外侧副韧带压痛点即为进针点，局部常规消毒后，4 号针刀垂直刺入皮肤，刀口线与韧带竖轴平衡，到达骨面后先纵行剥离，如不在韧带附着点，则行横行剥离 3~5 下，如有膝外翻，刀口线与外侧副韧带走向垂直，切断少许副韧带，出针后局部压迫 2~5 分钟。

7. 髌骨内、外侧支持带的治疗

取仰卧位，髌骨两侧缘约中点附近压痛点各选一点，如压痛点纵行较广泛，可选 2 点，局部常规消毒后，针刀沿髌骨边缘垂直进针，刀口线与髌骨纵轴平衡，穿过皮肤后，进行切开剥离松解，先松解一侧，再松解另一侧。

8. 胫骨平台内侧骨刺的治疗

取仰卧位，在内侧胫骨平台处为进针点，局部常规消毒后，针刀垂直刺入皮肤，刀口线与骨刺的竖轴垂直，在骨刺的尖部作切开松解和铲磨削平。

9. 膝部滑囊炎的治疗

取仰卧位，局部常规消毒后，将关节内积液抽出，再行小针刀治疗，屈膝 90° 平放于治疗床上，髌韧带两侧中段各取一点，刀口线和髌韧带平面垂直，与髌韧带纵轴平行刺入，约 1cm 深度后切开 2~3 刀，继续深入，直达关节腔前缘，让针孔和关节腔串通，刀下如遇到坚韧软组织进行切开松解，提针至皮下，使之向髌韧带一侧倾斜，使针体和髌韧带平面成 70°，再刺入脂肪垫，达到关节腔前外侧边缘，进针过程中如遇到坚韧肿物，一并切开，再提针至皮下，使之向髌韧带另一侧倾斜，做同样操作。髌下皮下囊：在胫骨粗隆下半与皮肤之间；髌下深囊：位于髌韧带深面与胫骨之间；膝外侧滑液囊：包括股二头肌下囊，腓肠肌外侧头腱下囊，腘肌下稳窝囊，腓侧副韧带与腘肌腱之间滑液囊；膝内侧滑液囊：如鹅足囊、半膜肌囊、腓肠内侧头腱下囊；其中鹅足囊炎常与脂膜炎并存。这些滑囊炎的治疗根据需要取仰卧位、侧卧位、俯卧位等，进针点为滑囊稍下部，局部常规消毒后，刀口线与局部平面垂直，与肌纤维走向平行斜向下刺入，主要采取透通切割法，使滑囊与下部组织串通，便于滑囊液内引流，必要时作十字切开 2~3 刀。

病变关节囊由于长期高应力状态，使囊壁变性、变厚、挛缩、粘连，其外膜与相关肌腱筋膜密切相连，不同程度地增加了关节的拉应力，同时，囊内压高张力状态，加上囊内液体增多，协同致炎因子相互作用，引起严重疼痛症状。针刀疗法可以松解粘连，疏通脉络，使气血运行通畅。用小针刀对滑囊进行数次切割，使滑囊壁形成裂孔，达到即刻的引流、减压作用，症状可立即缓解；引流到组织间隙的滑液很快被周围的组织吸收，达到了减压和通畅引流的双重目的。

10. 股骨内上髁的治疗

取仰卧位，或患肢在下的侧卧位，股骨内上髁部的压痛点即为进针点，压痛点多明显且较广泛，也可选 2 点，局部常规消毒后，刀口线与局部平面垂直，与肌纤维走向平行斜向下刺入，到达骨面后先纵行剥离，再横行剥离。

11. 腘窝的治疗

取俯卧位，膝后胫侧的半腱肌、半膜肌、腘肌、腓肠肌止点，腓侧的跖肌，腓肠肌外侧头，股二头肌止点多有压痛，其压痛点即为治疗点，局部常规消毒后，针刀与治疗平面垂直，刀口线与肌纤维走向平行进针，达骨面后纵行剥离 2~3 刀，不要横向切割，出针后按压片刻。

12. 腰部的治疗

部分增生性膝关节炎患者，与腰部病变有关，多位于腰 L_{2-3} 附近，腰部病变影响支配膝部的神经，而出现膝部症状。取俯卧位，在同侧腰 L_{2-3} 附近找到明显压痛点，即为治疗点，局部常规消毒后，小针刀与皮肤垂直、与肌纤维平行进针，进行松解局部筋膜、神经孔、横突等，出针后按压片刻。

13. 臀部的治疗

部分增生性膝关节炎患者，与臀部病变有关，多位于臀部外上，臀部病变影响支配膝部的神经，而出现膝部症状。取俯卧位，在同侧臀部外上部找到明显压痛点，即为治疗点，压痛点较广泛，可取一个最痛点，也可取 2 个点，局部常规消毒后，小针刀与皮肤垂直、与肌纤维平行进针，对各层筋膜进行松解，直至骨面，出针后按压片刻。

14. 其他压痛点的治疗

对于大腿、小腿等压痛点，取仰卧位或俯卧位，找准压痛点，做好标记，常规消毒后，与下肢纵轴平行刺入，顺经络、肌纤维在软组织间纵向剥离，也可十字切开剥离，逐点进行。

15. 腧穴的治疗

根据腧穴的位置选取仰卧位或俯卧位，局部常规消毒后，小针刀与腧穴部皮肤平面垂直、与肌纤维平行进针，在软组织间进行纵行剥离，不深达骨面，只疏通腧穴郁滞，疏通经络即可，用较弱的刺激手法，不用强刺激。

治疗时，以上治疗点可根据病情、压痛的程度，适当选择腧穴，以膝部为主，兼顾其他部位，每次选 3~5 个点，5 天 1 次，根据病情，下次可选未治疗的点，也可选已治疗的点，膝部手法宜重些，腧穴手法宜轻些；远神经干部位宜重些，近神经干部位宜轻些，并缓慢摸索进针。治疗时可选一个体位，也可选多个体位。对于膝关节有积液者，治疗后应加压包扎。对于畏针者，也可适当使用局麻药，以消除患者顾虑，用小针刀治疗，能直接作用于病变部位，对痛点的治疗可有效解除粘连、剥除瘢痕，同时能阻断神经末梢通路的传导，松解肌紧张，促使炎症渗出吸收，为组织的修复提供良好的条件，从而达到解除疼痛、畅通气血、疏通经络，使症状消除的目的。

四、注意事项

(1)术前必须摄 X 线片，严重骨质疏松或有骨质破坏者禁用。因小针刀疗法或手法松解对于骨质疏松严重患者或有骨质破坏患者，手法较重或不慎，易造成骨折或使骨破坏处病情加重。对此类患者，用其他疗法。

(2)感染性疾病禁用，如化脓性膝关节炎、结核等局部禁用小针刀疗法，以免引起感染扩散，但治疗此类疾病较远距离的腧穴可用。

(3)高血压、严重内脏病、有发热症状、局部皮肤感染、凝血障碍等患者禁用或慎用。

(4)老年体弱者，可用局部麻醉，以减轻施术疼痛、消除患者心理紧张，使肌肉放松，提高疗效。

(5)小针刀疗法虽为闭合性手术，感染概率低，但亦应在手术室进行，严格无菌操作，以免发生感染。

(6)小针刀施术时要在骨面或贴近骨面进行，避免损伤血管、神经，在软组织间施术应在无大血管、神经干处。

(7)针刀术应与消除无菌性炎症和功能锻炼同时进行，以免再发生新的粘连。

五、膝部减压

膝部减压适于增生性膝关节炎较重、骨内压较高患者，取仰卧位，在胫骨粗隆上缘内侧旁开约 2cm 处为穿刺点，局部常规消毒后，铺洞巾，戴手套、口罩，穿刺点处进行局部浸润麻醉，刺骨针穿过软组织，直达骨面，稍停留，术者右手握住针柄，用瞬间冲击力刺入骨质后，继续向针柄施加力并旋转，一直到骨髓腔即可，根据病变轻重可针一孔，也可针二孔，达到治疗目的后出针，出针时如针端部骨质过硬，出针有阻力，可逆时针方向旋转拔出，退至肌层时，可慢慢退出，出针后，由于骨内压高，有骨内瘀血流出，为增强效果，可针管抽出，也可加拔火罐抽出瘀血，敷料覆盖，2 周 1 次。

第八章　穴位注射

穴位注射又称水针，是选用中、西液体药物注射有关经络腧穴或压痛点，以治疗疾病的一种方法。穴位注射具有针刺与药物的双重作用，较单纯穴位针刺更具有疏通经脉、活血化瘀、温经散寒、祛湿化痰、利水消肿、益气补血、补益肝肾、通络止痛的作用，对各种软组织损伤性病变、关节痛性病变疗效显著，对膝关节活动不利也有良好的作用，是治疗增生性膝关节炎的常用方法。穴位注射与封闭相比，具有独特的优点：封闭是根据病情将药物作用于病变部位压痛点，穴位注射是根据辨证归经、辨证取穴，将药物作用于腧穴；封闭所用药物一般为局麻药和糖皮质激素，穴位注射所用药物多是中药制剂或（和）维生素，且主要是辨证用药；封闭是药物的单纯作用，用量较大，穴位注射是药物与针刺及药物对腧穴调节作用的复合，其疗效远大于相加之和，具有用药量小(为正常药物用量的1/3左右)、疗效显著、不良反应少的特点；封闭不可过频，一般每周1次，次数不可过多，否则易产生肾上腺皮质功能亢进症等不良反应，穴位注射基本没有不良反应，可每天反复长期运用，所以近年来穴位注射治疗范围越来越广，治疗病症越来越多，但最受欢迎的还是各种软组织损伤患者，尤其是增生性膝关节炎等各种疼痛性疾病患者。

一、常用药物

增生性膝关节炎患者多选用祛风散寒、活血化瘀、舒筋活络、利湿消肿、补益气血、滋补肝肾、强筋健骨、通络止痛等中药制剂。西药有维生素类、局麻药、生理盐水、注射用水等。

（一）中草药制剂

1. 秦艽注射液

【药物与含量】秦艽，每毫升含秦艽生物碱 5mg。

【功效与主治】祛风除湿、活血舒筋，主治各型腰椎间盘突出症、增生性膝关节炎、肩周炎、风湿性关节炎、颈椎病等。

【用法与用量】穴位注射或肌内注射，每日 1 次，每次 2ml。

2. 黄芪注射液

【药物与含量】黄芪。

【功效与主治】益气养元、扶正祛邪、养心通脉、健脾利湿。用于脾胃虚弱、气血不足之增生性膝关节炎，心气虚损、血脉瘀阻之病毒性心肌炎、心功能不全及脾虚湿困之肝炎等。

【用法用量】肌内或穴位注射，1 次 2~4ml，1 日 1~2 次；静脉滴注：1 次 10~20ml，1 日 1 次。

【禁忌】对本药有过敏史患者禁用。

3. 红花注射液

【药物与含量】红花。

【功效与主治】活血化瘀、消肿止痛。主要用于治疗血瘀型增生性膝关节炎、闭塞性脑血管疾病、冠心病、心肌梗死；对高血脂症、糖尿病并发症、脉管炎、月经不调、类风湿关节炎等有辅助治疗作用。

【用法用量】治疗闭塞性脑血管疾病、脉管炎：静脉滴注，1 次 15ml，1 日 1 次，15~20 次为 1 个疗程。治疗冠心病：静脉滴注，1 次 5~20ml，释后应用，1 日 1 次，10~14 次为 1 个疗程。肌内注射，1 次 2.5~5ml，1 日 1~2 次。穴位注射，1 次 2.5~5ml，1 日 1 次。

4. 丹皮酚(徐长卿)注射液

【药物与含量】丹皮酚磺酸钠，每毫升含丹皮酚磺酸钠 50mg。

【功效与主治】祛风止痛、化湿利尿、清热解毒，用于各型增生性膝关节炎、肩周炎、肌肉痛、关节痛、风湿痛、胃痛、术后镇痛等。

【用法与用量】穴位或肌内注射，每日 1~2 次，每次 2~4ml。

5. 川乌注射液

【药物与含量】乌头总碱，每毫升含乌头总生物碱 0.05mg。

【功效与主治】祛风除湿、散寒止痛。用于风寒型增生性膝关节炎、颈椎病、肩周炎、腰椎间盘突出症、风寒湿痹、历节风痛、软组织劳损、四肢痉挛等。

【用法与用量】穴位或肌肉注射，每日 1 次，每次 2ml。

【禁忌】心脏病慎用。

6. 丁公藤注射液

【药物与含量】丁公藤，每毫升相当于丁公藤 2.5g。

【功效与主治】祛风除湿、活血止痛。用于各型增生性膝关节炎、肩周炎、颈椎病、风湿性关节炎、类风湿关节炎、坐骨神经痛、腰肌劳损、肥大性腰椎炎、腰椎间盘突出症、外伤性关节炎等。

【用法与用量】穴位或肌内注射，每次 2ml，每日 1~2 次。

7. 祖司麻注射液

【药物与含量】祖司麻，每毫升含祖司麻 0.5g。

【功效与主治】祛风除湿、活血止痛。用于各型增生性膝关节炎、肩周炎、颈椎病、腰椎间盘突出症、风湿性关节炎、类风湿关节炎等。

【用法与用量】穴位或肌肉注射，每次 2ml，每日 1 次。

8. 复方狗脊针剂

【药物与含量】金毛狗脊、穿山龙、红花、当归、独活、防风、桂枝、甘草。每毫升相当于生药 0.65g，其中金毛狗脊 0.1g、穿山龙 0.1g、红花 0.1g、当归 0.1g、独活 0.05g、防风 0.05g、桂枝 0.05g、甘草 0.1g。

【功效与主治】祛风除湿、强健筋骨。用于各型增生性膝关节炎、颈椎病、肩周炎、风湿性腰痛、软组织损伤，尤其是血瘀型、肾虚型和风寒湿型性。

【用法与用量】穴位或肌内注射，每次 3~6ml，每日 1 次。

9. 复方寻骨风注射液

【药物与含量】寻骨风、当归、桂枝、红花、川乌、草乌。每毫升相当于生药 1g，其中寻骨风 350mg、当归 250mg、桂枝

150mg、红花 200mg、川乌、草乌各 25mg。

【功效与主治】舒筋活络、祛风止痛。用于风寒湿型及血瘀型增生性膝关节炎、颈椎病、肩周炎、风湿性关节炎、类风湿关节炎、坐骨神经痛、神经炎、三叉神经痛等。

【用法与用量】穴位或肌内注射，每次 2~4ml，每日 1 次。

10. 通络注射液

【药物与含量】羌活、独活、细辛、防风。每毫升相当于生药 1g，其中羌活 0.25g、独活 0.25g、细辛 0.25g、防风 0.25g。

【功效与主治】祛风散寒、通络止痛。用于风寒型增生性膝关节炎、颈椎病、肩周炎、关节炎、腰痛等。

【用法与用量】穴位或肌内注射，每次 2~4ml，每日 1 次。

11. 复方丹参注射液

【药物与含量】丹参、降香。每毫升相当于生药 2g，其中丹参、降香各 1g。

【功效与主治】活血化瘀、降气止痛。用于血瘀型增生性膝关节炎、颈椎病、肩周炎、腰椎间盘突出症、心绞痛、心肌梗死等。

【用法与用量】穴位或肌内注射，每次 2~4ml，每日 1 次，亦可静脉滴注。

12. 复方三七注射液

【药物与含量】三七、丹参、川芎、降香。每毫升相当于生药 0.875g，其中三七 0.125g、丹参 0.25g、川芎 0.25g、降香 0.25g。

【功效与主治】活血化瘀、消肿止痛、理气开窍。用于血瘀型增生性膝关节炎、颈椎病、肩周炎、心肌梗死、心绞痛、冠状动脉硬化等。

【用法与用量】穴位或肌内注射，每次 2~4ml，每日 1 次。

13. 丹参注射液

【药物与含量】丹参，每毫升相当于生药 2g。

【功效与主治】活血化瘀，用于治疗血瘀型增生性膝关节炎、颈椎病、肩周炎、腰椎间盘突出症、心绞痛、心肌梗死等。

【用法与用量】穴位或肌内注射，每次 2ml，每日 1 次。

14. 正清风痛宁注射液

【药物与含量】盐酸青藤碱。

【功效与主治】祛风除湿、活血通络、消肿止痛，用于风寒湿痹之增生性膝关节炎、颈椎病、肩周炎、腰椎间盘突出症等，症见肌肉酸痛、关节肿胀、疼痛、屈伸不利、麻木僵硬及风湿性关节炎与类风湿关节炎具有上述证候者。

【用法与用量】肌内、穴位注射，一次 1~2ml，或遵医嘱。

(二)西药

1. 维生素 B_1

【作用与主治】维持神经、心脏、消化系统的正常功能，促进新陈代谢。用于增生性膝关节炎、肩周炎等辅助治疗，神经炎、食欲不振等。

【用法与用量】穴位或肌内注射，每次 0.1~0.2g，每日 1 次。

2. 甲钴胺注射液

【作用与主治】甲钴胺是一种内源性的辅酶 B_{12}，在由同型半胱氨酸合成蛋氨酸的转甲基反应过程中，作为蛋氨酸合成酶的辅酶起重要作用。甲钴胺易转移至神经细胞的细胞器。从而促进核酸和蛋白质的合成。促进轴索内输送和轴索再生，对由链脲菌素引起糖尿病大白鼠的坐骨神经细胞，可使轴索结构蛋白质的输送正常化。用于末梢性神经障碍以及因缺乏维生素 B_{12} 引起的巨红细胞性贫血。

【用法与用量】末梢性神经障碍，成人 1 日 1 次 1 安瓿(含钴宾酰胺 $500\mu g$)，1 周 3 次，肌内注射或静脉注射。巨红细胞性贫血，成人 1 日 1 次 1 安瓿(含钴宾酰胺 $500\mu g$)，1 周 3 次，肌内注射或静脉注射。投药约 2 个月后，作为维持治疗 1~3 个月 1 次 1 安瓿。穴位注射，1 次 $500\mu g$，两日 1 次。

3. 维生素 B_6

【作用与主治】参与氨基酸与脂肪的代谢，用于增生性膝关节炎、肩周炎、颈椎病等的辅助治疗，以及神经炎、妊娠呕吐等。

【用法与用量】穴位或肌内注射每次 0.1~0.2g，每日 1 次。

4. 醋酸维生素 E 注射液

醋酸维生素 E 的灭菌溶液，每毫升内含 5mg。

【作用与主治】抗氧化作用。用于增生性膝关节炎、颈椎病、腰痛，尤其是骨质增生引起者，还治疗肌营养不良、肌萎缩性脊髓侧索硬化、习惯性或先兆性流产、不育症、肝昏迷等。

【用法与用量】穴位注射，每次 0.1~0.2g，每日 1 次。

5. 维丁胶性钙

维生素 D_2（骨化醇）油和胶性钙混合的一种乳白色的无菌乳浊液。每毫升含维生素 D_2 5000 单位、胶性钙 0.5mg，并加有抑菌剂硝酸苯汞。

【作用与主治】维生素 D_2 参与钙磷代谢，能促进肠内钙磷的吸收，血中钙磷浓度增高，有利于骨骼的形成，促进骨基质钙化。用于佝偻病、软骨病、小儿骨骼发育不全、慢性支气管炎、荨麻疹、过敏性皮炎、骨软化症、增生性膝关节炎、骨质疏松等。

【用法与用量】每次 1~2ml，每日 1 次。

6. 生理盐水

【作用与主治】等渗溶液，补充水液，只起较小的刺激作用，但大剂量运用可以刺激、调节腧穴，扩张腧穴、筋膜，拉长肌腱，松解筋膜间的粘连、挛缩，稀释炎症、代谢产物、病理产物、酸碱度异常，增强新陈代谢，使病理产物外排，改善内环境等。用于增生性膝关节炎等的辅助治疗或稀释溶液。

【用法与用量】穴位注射，每次 5~10ml，每日 1 次。关节腔注射，每次 2~20ml，3 日 1 次。

7. 葡萄糖注射液

【作用与主治】葡萄糖可补充水分和热量，穴位注射是利用溶液渗透压对穴位的刺激作用，浓度越大，刺激性越大。用于增生性膝关节炎等各种肌肉、关节疼痛的辅助治疗。

【用法与用量】每次 3~5ml，每日 1 次。

8. 利多卡因

见封闭一节。

二、穴位选择

增生性膝关节炎穴位注射的选穴原则同毫针一样，都是根据针灸治疗的原则进行辨证选穴，但穴位注射与针刺选穴不尽相同，其特点是少而精。根据循经选穴、远近选穴和经验选穴的原则，一般选择：梁丘、血海、大杼、委中、足三里、阳陵泉、内外膝眼、阴陵泉、尺泽、内关、三阴交等。增生性膝关节炎患者膝关节周围多有压痛点，其选穴亦不同于内科，应多选一些压痛明显的腧穴、阿是穴。这些部位多在肌肉的起止点，是经气聚结之处，也是气血痹阻之处、无菌性炎症的好发部位、粘连明显之处，如股骨内上髁，胫骨内、外髁，膝内、外侧中点等。同时膝部与其他软组织损伤也不相同，有许多压痛点在髌骨周缘，注药易于进入关节内引起关节疼痛，这些压痛点不在选择之列。

三、操作方法

根据所选穴位及用药量的不同选择 5ml 或 10ml 注射器和 5 号针头，抽好药液，局部常规消毒后，将针头按穴位所规定的方向和深度快速刺入皮下组织，然后缓慢推进或上下提插，探得穴位有酸、麻、胀、重、沉等"得气"后，回抽无回血，将药物推入。一般中等速度推入药液，年老体弱者用轻刺激，将药液缓缓轻轻推入。如注入较多药液时，可将注射针头由深部退到浅层，边退边推药，或将注射针改变几个角度注射药液。足三里、梁丘、阳陵泉、阴陵泉、血海可刺 1~1.5 寸，每穴推注约 2ml 药液；大杼、委中、内关、三阴交、阿是穴等多刺 1 寸以内，每穴推注 1~1.5ml 药液。

每次选 3~5 个穴位，每日或隔日 1 次，反应强烈者可 2~3
日 1 次，穴位分 2~3 组交替选用，7 次为 1 个疗程。

四、注意事项

(1)注意寻找针感，一般多产生酸、麻、胀的"得气"感，
如没有针感，应将针头退至皮下改变角度继续寻找。

(2)严格遵守无菌操作，以防感染。

(3)注意药物性能、药理作用、剂量、配伍禁忌、不良反
应、过敏反应等，一般治疗增生性膝关节炎的药物没有过敏反
应，不良反应也较小，但多为中药制剂，配伍制剂可出现浑浊、
絮状物、沉淀等，因此应严格注意配伍禁忌，注射前认真检查
药液有无化学反应。

(4)药液不宜流入关节腔，进入关节腔可引起关节红肿、发
热、疼痛等反应生理热水除外。

(5)切忌进入血管，如深入血管，回抽有回血，可稍退改变
角度。

(6)神经干经过的部位作穴位注射时，应避开神经干，以不
达到神经干所在深度为宜，如针尖触到神经干，患者有触电感、
烧灼感，要稍退针并改变角度，然后再推药，以免损伤神经。

(7)年老体弱者，注射部位不宜过多，用药量应酌情减少。

(张卫华)

第九章　物理疗法

　　物理疗法是指使用电、光、声、磁、冷、热、水、力等因子治疗疾病，恢复与重建功能的一种方法，简称理疗。物理疗法具有降低神经的兴奋性，调节自主神经的功能紊乱，缓解膝部肌肉的紧张、痉挛，促进血液循环，增强组织代谢，加速致痛物质的排泄，消除无菌炎症，改善功能活动等作用，从而达到治疗增生性膝关节炎的目的。

　　物理疗法无创伤、无痛苦、无明显的不良反应，且治疗时较为舒适，患者易于接受。可作为治疗增生性膝关节炎的辅助治疗。增生性膝关节炎常用的物理疗法有电疗法、磁疗法、光疗法、激光疗法、超声波疗法、蜡疗、灸法、刮痧疗法、拔罐法、加压包扎、膝关节器械等。

一、电疗法

　　应用电治疗疾病的方法称为电疗法。临床治疗中，根据所采用电流的频率不同，电疗法通常分为低频电疗法(采用 >0~1RHz 的低频电流)、中频电疗(电流为 1~100RHz)、高频电疗(电流为 100~300RHz)、直流电疗法、静电疗法等。本节主要介绍几种临床上常用的效果较好的治疗增生性膝关节炎电疗法。

（一）直流电离子导入法

借助直流电将药物离子导入人体以治疗疾病的方法称为直流电离子导入法。具有祛风散寒、活血化瘀、舒筋活络、通经止痛的作用，治疗增生性膝关节炎各型各期效果较好。

1. 治疗作用

（1）直流电作用：人体在直流电的作用下组织内各种离子发生极向运动，离子的动态平衡及比例关系发生变化而产生以下效应：①膜电位改变：具体表现为阴极下膜电位下降，神经肌肉的兴奋性增高；阳极下膜电位上升，神经肌肉兴奋性降低，有止痛作用。②细胞膜通透性改变：阴极下 Pr 密度下降，细胞膜疏松，通透性升高，可促进局部炎症吸收；阳极下 Pr 密度升高，通透性降低，有利于消肿和渗出液消散。③扩张小血管：直流电促使 Pr 变性，产生分解血管活性肽、组织胺等物质，使血管扩张，增加血液供应，有利于炎症物质的吸收及受损组织的修复。

（2）药物离子导入法的作用：既有直流电的作用，又有药物的治疗作用。电解质溶于水中，发生离子电离现象，根据"同性相斥"的原理，药物离子在同名电极下被导入人体，即阴离子在阴极下被导入人体，阳离子在阳极下被导入人体。药物离子进入人体的途径主要为汗腺口、毛孔、皮脂腺口等。导入体内的药物离子既可作用于局部组织，也可随血液、淋巴液进入远隔部位产生治疗作用，或通过刺激穴位产生治疗作用。

2. 治疗方法

将选择的药物煎液浓缩取汁储存备用。将中药离子导入治疗仪的二个电极，分别套上由 8 层绒布制成的厚 1cm 的吸水衬垫，以温水将衬垫湿透，将药液洒在滤纸上，再将滤纸、衬垫及电极放于治疗部位上。根据辨证分经确定治疗部位，正极在上，负极在下。正极放在髌骨部位，属太阴经病负极放阴陵泉；属阳明经病负极放在足三里；属少阳经病负极放阳陵泉；属太阳经病负极放委中、昆仑；属厥阴、少阴经病负极放蠡沟、照海等。

3. 导入药物

桃仁、红花、川乌、草乌、荆芥、防风、鸡血藤、伸筋草、透骨草、川椒、海桐皮等，煎药浓缩储存备用。

4. 禁忌及注意事项

正负电极不可置错，局部皮肤溃破、有严重皮肤病者慎用。伴恶性肿瘤、发热、心衰以及孕妇腰腹部等忌用。

(二)经皮电神经刺激疗法

经皮电神经刺激疗法又名经皮电刺激疗法。是将低频脉冲电流输入人体刺激神经，达到止痛的目的。所用电流为方波脉冲电流，频率为 1~160Hz，波宽 2~500μs，此疗法对增生性膝关节炎疼痛明显者效果较好。

1. 治疗作用

(1)镇痛：是本疗法的主要治疗作用，其机制可能是低频脉冲电经皮传入脑及垂体，引起脑内吗啡样物质的产生，而达到镇痛效果，也可能是电脉冲动作用于脊髓，通过闸门控制机制而产生镇痛效果。

(2)降低肌张力，缓解肌紧张、痉挛。

(3)增加局部血液循环，改善局部组织的缺血缺氧状态。

2. 治疗方法

目前经皮电神经刺激疗法所采用的治疗仪有三种类型，即常规型(频率 25~100Hz，波宽 10~150μs)，电针型(频率 1~10Hz，波宽 150~500μs)，超强型(频率 150Hz，波宽 >300μs)。治疗时将二个电极涂上导电糊后，放在膝痛部位或阿是穴处，根据疼痛的程度及病人的耐受程度选择适宜的电流波型及强度。每日治疗 2 次，每次 40 分钟。10 天 1 疗程。疼痛明显者一天数次治疗。

3. 禁忌证

植入心脏起搏器者，孕妇下腹及腰骶部位禁用。

(三)神经肌肉电刺激疗法

以低频脉冲电流刺激神经及肌肉以促进人体功能恢复的方法称为神经肌肉电刺激疗法，又称电体操疗法。本疗法主要用于增生性膝关节炎股四头肌萎缩、功能低下者。

1. 治疗作用

(1)通过电刺激，使肌肉有节律的收缩，可加速肌肉的血液循环，改善营养状态，增加肌力。

(2)电刺激可激活肌纤维，使肌肉发生收缩，增强肌力。

(3)肌肉的被动活动替代其主动活动使肌肉得到锻炼，肌力得以加强，萎缩得以改善。

2. 治疗方法

本疗法所采用的仪器为低频脉冲诊疗仪。治疗前根据病情选用合适的治疗参数。治疗时阳极放于股四头肌上端，阴极置于股四头肌下端。刺激的强度以病人能耐受、肌肉收缩明显、无疼痛为度。萎缩肌肉的收缩次数即收缩频率以病人不觉得患肌疲劳为度。一般采用治疗几分钟、休息几分钟的治疗方法。每日治疗 1 次，每次 30 分钟左右。10 日为 1 疗程，疗程间隔 3 天。

3. 禁忌证

同经皮电神经刺激疗法。

（四）音频电疗法

应用频率为 1~20KHz 的等幅正弦电流治疗疾病的方法，称为音频电疗法，又称等幅正弦中频电疗法。可运用于增生性膝关节炎患者。

1. 治疗作用

（1）镇痛：中频电刺激使得皮肤痛阈升高，从而产生镇痛效果。

（2）促进功能恢复：扩张局部血管，加快血液循环，减少渗出，消除无菌炎症，从而促进膝关节功能的恢复，使粘连得以松解。

2. 治疗方法

现多采用电脑中频治疗仪，其所用的电流多为 4000~8000Hz等幅正弦电流。其所用的电极为导电橡胶电极。治疗时将包绕电极的绒布湿透，对于增生性膝关节炎而言，一电极置于膝上部，另一电极置于膝下部。电流密度为 0.2mA/cm^2，以病人能耐受为度。每次治疗 30min，每日 1 次，10 次为 1 疗程。

3. 禁忌证

孕妇下腹及腰骶部，对电流不耐受者，局部金属异物者，出血倾向者，伴有急性炎症症状者。

（五）调制中频电疗法

中频电流被低频电流调制后，其频率及幅度全是低频电流的频率及幅度，以此种电流治疗疾病的方法为调制中频疗法。主要用于增生性膝关节炎的镇痛及肌萎缩，现临床应用较为广泛。

1. 治疗作用

（1）镇痛：电流作用于人体时，可使皮肤痛阈升高，而达到止痛效果，尤其是即时止痛效果更明显。

（2）消炎：电流刺激人体时，可使局部血管扩张、血液循环加快，局部血流得以改善，消除水肿，加速无菌炎症吸收。

（3）调节自主神经功能。

2. 治疗方法

目前采用的仪器为电脑中频治疗仪，内存多个电流处方。可根据症状及病情的需要采用适宜的电流处方。治疗采用导电橡胶电极，一电极放于膝前部，另一电极放于膝后部或膝下部，电流以 0.2mA/cm^2 为宜，以病人能耐受为度。每次 30 分钟，每日 1 次，10 次为 1 疗程。治疗处方可交替使用。

3. 禁忌证

同等幅中频电流疗法。

(六)干扰电流疗法

又名差额电流疗法。是通过 4 个电极将两路频率相差 100Hz 的中频交流电交叉输入人体，使电流交叉发生干扰，产生干扰场而治疗疾病的方法。该疗法具有中频与低频电流的特点。

1. 治疗作用

(1)镇痛：两种电流在浅层痛区交叉，而产生镇痛效果。

(2)改善局部血液循环：干扰电对交感神经有抑制作用，可扩张血管，改善血液循环，促进水肿的吸收。

(3)兴奋神经肌肉组织：干扰电可引起肌肉收缩，可改善神经肌肉的营养状态。

2. 治疗方法

根据病情选放电极，两电极不要相互接触，使两对电极的两路电流电力线交叉于膝部。电流强度以人体可耐受的最大限度为准，每次 30 分钟，差额选用 2 种，每种差额选用 10min，每日一次，10 次为 1 个疗程。

3. 禁忌证

急性炎症、出血倾向、局部金属固定物的病人。

(七)微波电疗法

微波电疗法属于高频电疗法的一种。是利用 1~1000mm 的超高频电磁波治疗疾病的一种方法。

1. 治疗作用

（1）改善局部血液循环：在微波的作用下组织温度升高，动、静脉扩张，血流加快，血循环量增加。

（2）解痉止痛：微波的热作用深透，止痛、解痉作用明显。

2. 治疗方法

多采用有距离辐射法。治疗时辐射器与膝部一般 5cm 左右的距离，辐射器中心垂直对准膝部，所采用的剂量多为强剂量（1.5W/cm）。

3. 禁忌证

出血倾向者，发热者，血压高、心血管功能不全者，局部感觉障碍者，孕妇。

二、磁疗法

利用磁场的作用治疗疾病的方法，称为磁疗法。

（一）治疗作用

1. 镇痛：磁场可降低末梢神经的兴奋性，使痛阈提高。通过磁场刺激穴位，可达到调和气血、通经止痛的作用。

2. 镇静作用：磁疗法可抑制大脑皮层，从而产生镇静作用，改善睡眠。有利于增生性膝关节炎病人由于疼痛、烦躁而致的睡眠不佳的改善。

3. 消炎作用：磁场能增强病人的免疫力，加速血液循环，促进炎症消散和炎症产物的排泄。

(二)治疗方法

磁场疗法临床分为二种，即静磁场疗法和动磁场疗法。慢性疼痛多采用静磁场疗法，急性疼痛多采用动磁场疗法。临床多采用静磁场疗法，将磁片置于特定穴位表面，产生特定磁场以治疗疾病。常用以下贴法。

1. 静磁场疗法

(1)直接贴敷法：将磁片或磁珠直接贴敷于膝部腧穴或选定的特定穴位上，此贴敷法为临床上最常用的方法。先用碘伏消毒待贴穴位，把磁片或磁珠放于选定的穴位上，上覆胶布固定。一般持续贴敷 5 天，磁场强度为 0.05~0.3T，可采用单磁片、双磁片、多磁片。磁片的放置可以并置也可以对置。

(2)间接贴敷法：将磁片或磁珠缝入内衣、护膝等。使磁片对准所选用的穴位，以治疗增生性膝关节炎。主要适用于对胶布过敏患者，所用磁片过大者，增生性膝关节炎病人需长期治疗者。其效果较直接贴敷法略差。

2. 动磁场疗法

(1)旋磁疗法：采用旋磁治疗机对准需治疗部位，进行治疗。旋磁治疗机治疗时产生震动，因而治疗时有磁疗与按摩的双重作用。

(2)电磁疗法：电流通过感应线圈产生磁场治疗疾病的方法，称为电磁疗法。常见仪器有脉冲电磁治疗机和低频交电磁治疗机。

动磁场治疗采用的磁场强度为 0.2~0.3T，每次 30 分钟，每日 1 次，10 次为 1 个疗程。

(三)注意事项

磁场疗法具有一定的不良反应，少数患者治疗时或治疗后可出现一定程度的头晕、恶心、乏力、失眠、嗜睡、胸闷、气促、皮炎、水疱等症状，停止治疗后多可自行消失。治疗过程中可调整磁场方法或磁场强度。

(四)禁忌证

无绝对禁忌证。但增生性膝关节炎患者伴有白细胞减少、出血倾向、心力衰竭、体格虚弱、局部皮肤溃疡者或孕妇应慎用或禁用此疗法。

三、光疗法

利用各种光线的辐射治疗疾病的方法，称为光疗法。所用的光线可以是日光，也可以是人工光源。人工光源主要是红外线。光之所以能治疗疾病，主要是应用了光的热效应、光电效应、光化学效应等。红外线治疗增生性膝关节炎有一定疗效。

(一)红外线疗法

· 用波长 760nm~400um 的辐射线对人体局部照射以治疗疾病的方法称为红外线疗法。根据波长的不同，红外线又分为两种，波长 760nm~1.5um 的近红外线与波长 1000um~1.5um 的远红外线。近红外线可达皮下组织，远红外线只达表皮。

1. 治疗作用

红外线的作用主要是热作用。一可改善局部血液循环，使血流加速，增强组织的营养，促进炎症产物的吸收。二可降低神经的兴奋性，具有镇痛、解痉的作用。

2. 治疗方法

目前采用的仪器为不发可见光的红外线灯，发光的白炽灯及光浴器，根据治疗部位的大小选用合适的治疗仪器。治疗时裸露治疗部位，将红外线发射器正对治疗部位，照射距离 40~50cm 左右，以患部有舒适的热感为度。每次治疗 30 分钟，每日 1 次，10 次 1 个疗程。

3. 禁忌证

增生性膝关节炎伴高热者、出血倾向者，重症心血管症患者。治疗过程中出现头晕、乏力、心慌等严重不良反应者。

(二)特点电磁波治疗

特定电磁波治疗仪又称神灯。其辐射光谱为连续光谱，包含很大部分红外线与远红外线。

1. 治疗作用

主要为热效应，同时辐射板上的涂料含有人体所需要的多种微量元素。随着温度的升高，可辐射出特定电磁波，调整干扰病区机体内微量元素的辐射波，产生热疗所不具备的综合效应。使病变部位血管扩张、血液循环加快，促进渗出物水肿的吸收，而达到消炎、消肿、止痛、解痉的作用。

2.治疗方法

将治疗仪灯头对准拟治疗部位，照射距离30cm左右，热感以患者能耐受为度。每次30分钟，每日1次，10次为1个疗程。

四、激光疗法

应用激光治疗疾病的方法称为激光疗法，激光既具有一般光的物理特性，又具有亮度高、定向性强、相干性好的特点。临床上用以治疗增生性膝关节炎的激光为氦–氖(He–Ne)激光。

1.治疗作用

(1)镇痛作用：对局部组织产生刺激、光化作用，改善局部血液循环，加快致痛物质的排泄，抑制痛觉。

(2)针刺作用：激光照射穴位时可调节人体脏腑、经络的功能，对机体起良性调节作用。

(3)消炎作用：激光照射可提高白细胞的吞噬能力，增强免疫功能，加速炎症物质的吸收，从而达到消炎消肿的目的。

2.治疗方法

患者仰卧位，激光器对准膝部腧穴、压痛点，距皮肤20cm左右，每次20分钟，每日1次，10次1个疗程。

3.禁忌证

伴恶性肿瘤、皮肤病、出血倾向、发热患者禁用。

五、超声波疗法

超过人耳的听阈，频率高于20kHz的声波，称为超声波。利用超声波治疗疾病的方法称为超声波疗法。医用超声波的频率为800~1000kHz。超声波的治疗作用主要源于超声波的机械振动引起的对人体的按摩效应、温热效应等。

1. 治疗作用

(1)解痉、镇痛：超声波可降低神经兴奋性，使神经传导速度减慢，故对增生性膝关节炎的疼痛、肌肉痉挛有较好的疗效。

(2)减轻炎症、水肿：超声波的温热效应可加速局部血液循环，改善局部组织的营养，加速代谢产物的排泄，利于炎症、水肿的消散吸收。

2. 治疗方法

常用于治疗增生性膝关节炎的超声波疗法有二种。

(1)接触法：特定治疗部位涂以耦合剂后，治疗仪的声头固定不动(固定法)或直线型缓慢移动(移动法)，主要用于膝部的治疗。

(2)药物透入法：将激素类、扩血管类、镇痛类等药物加入耦合剂中，通过超声波震动使药物分子渗入人体内特定部位，以治疗增生性膝关节炎或缓解其症状，治疗时多采用接触法。

多运用小剂量、低强度治疗。固定法治疗每次5分钟，移动法每次10分钟，每日治疗1次，10次为1个疗程。

3. 禁忌证

增生性膝关节炎合并肿瘤、有出血倾向、高热者、心衰者、孕妇等禁用。

六、石蜡疗法

利用石蜡加热后作为导热体，涂敷于患处治疗疾病的方法，称石蜡疗法。可作为增生性膝关节炎的辅助治疗。

1.治疗作用

(1)温热作用：石蜡导热性能差，热能容量大，加热后保温时间长，具有较强的温热作用。可增加局部血液循环，改善组织营养，促进炎症的消散吸收，产生止痛、解痉、消肿的作用。

(2)机械压迫作用：石蜡具有良好的可塑性、粘滞性和伸展性，冷却时体积缩小近 20%，对组织产生机械压迫作用，有利于水肿的消散。

2.治疗方法

治疗增生性膝关节炎多采用蜡饼法。将加热后的液体石蜡倒入木盘或瓷盘内，蜡液厚约 2cm。冷却至初步凝结时敷贴于膝部。每次治疗 30 分钟，每日 1 次，15 次为 1 个疗程。

3.禁忌证

增生性膝关节炎伴高热、急性炎症、皮肤感染者，以及出血倾向、开放性伤口者禁用。

七、灸法

灸法是借助灸火的热力给人体腧穴以温热性刺激，以达到防治疾病的方法。《素问·官能》："针之不为，灸之所宜，阴阳皆虚，火自当之。"现在施灸的主要原料为艾叶。艾叶祛除杂质后，制成艾绒，再加工成灸柱或艾条即可应用于临床。

(一)灸法的作用

增生性膝关节炎又称老寒腿，多为受凉或阳虚所致，表现为膝部冷痛，灸法的主要作用为温经散寒、化瘀散结、通络止痛，对于增生性膝关节炎风寒湿型、肾阳虚型均有较好的疗效。

(二)施灸方法

主要介绍常用的三种灸法、温针灸和温灸器灸、热敏灸。

1. 温针灸

温针灸是针刺与艾灸相结合应用的一种治疗方法。选取针刺穴位得气后，施以补泻手法，留针时将一段 2cm 左右的艾条插在针尾上点燃，燃完后去除灰烬。可再插上一段艾条重新施灸。每次取穴 3~5 个，每穴施灸 30 分钟，每日 1 次，10 次为 1 个疗程。

2. 温灸器灸

利用温灸器进行施灸以治疗疾病的方法称为温灸器灸法。温灸器又名灸疗器，分温灸筒和温灸盒二种。临床上温灸盒最为常用。施灸时，将艾绒或掺加活血止痛的药物，加入温灸器的小筒，点燃后将温灸器之盖扣好。放于特定穴位进行治疗。多放于膝部等肌肉丰满平坦处。灸至皮肤发红为度，各种类型的增生性膝关节炎均可应用此疗法。每穴施灸 10 分钟，选穴

3~5个，每日1次，10次1个疗程。

3. 热敏灸

（1）热敏灸的概念

热敏灸是采用点燃的艾材产生的艾热悬灸热敏态穴位，激发透热、扩热、传热、局部不热远部热、表面不热深部热、非热感觉等热敏灸感和经气传导，并施以个体化的饱和消敏灸量，从而提高艾灸疗效的一种新疗法，是由江西中医药大学陈日新教授发明的治疗虚寒性疾病的新疗法，增生性膝关节炎为虚寒性疾病，适于热敏灸的治疗。

（2）热敏灸的特征

透热：灸热从施灸穴位皮肤表面直接向深部组织穿透，甚至直达胸腹腔脏器。

扩热：灸热以施灸穴位为中心向周围片状扩散。

传热：灸热从施灸穴位开始循经脉路线向远部传导，甚至到达病所。

局部不（微）热远部热：施灸部位不（或微）热，而远离施灸的部位感觉甚热。

表面不（微）热深部热：施灸部位的皮肤不（或微）热，而皮肤下深部组织甚至胸腹腔脏器感觉甚热。

其他非热感觉：施灸部位或远离施灸部位产生酸、胀、压、重、痛、麻、冷等非热感觉。

（3）热敏灸的治疗病症

感冒、慢性支气管炎、哮喘、消化性溃疡、功能性消化不良、肠易激综合征、功能性便秘、原发性痛经、盆腔炎、阳痿、慢性前列腺炎、偏头痛、面瘫、三叉神经痛、面肌痉挛、疱疹神经痛、中风、失眠、过敏性鼻炎、荨麻疹、颈椎病、肩周炎、网球肘、腰椎间盘突出症、增生性膝关节炎、肌筋膜疼痛综合征等。

（4）热敏灸的治疗部位

根据整体观念和辨证施治、辨经施治的原则，初步确定治疗穴位，再运用回旋灸、循经往返灸、雀啄灸、温和灸等，确定穴位的详细定位。增生性膝关节炎的选穴为内外膝眼、梁丘、血海、阳陵泉、阴陵泉、压痛点等。

（5）热敏灸的方法

采用艾条悬灸，用单点温和灸、双点温和灸、三点温和灸、接力点温和灸、循经往返灸等方法施灸，产生热敏特征，固定位置施灸，时间 10~200 分钟不等，以热敏消除为准，1 日 1 次。

（三）施灸注意

（1）增生性膝关节炎伴发热者、过饥、过饱、过劳、醉酒禁用。

（2）出现水疱，一般不用处理，较大者从水疱下面刺破，流出渗出液。

（3）注意不要烫伤。

八、刮痧疗法

刮痧疗法是指应用光滑的硬物器或用手指、金属针具等，在人体表面特定部位，反复进行刮、挤、揪、捏、刺等物理刺激，造成皮肤表面瘀血点、瘀血斑或点状出血，通过刺激人体经脉以治疗疾病的方法，是深受人们欢迎的一种非药物疗法，可作为治疗增生性膝关节炎的辅助治疗。

刮痧之法有广狭之说，广者有刮痧、撮痧、挑痧诸法，狭者则专指刮痧。治疗增生性膝关节炎用狭义者。

(一)刮痧疗法的功效

刮痧疗法对人体特定部位是一种物理刺激，这就决定了它的功效。刮痧疗法具有解表祛邪、调和气血、开窍醒脑、清热泻毒、舒经活络、行气止痛、运脾和胃、化浊祛湿、改善血液循环、促进细胞代谢、增强机体免疫力的功效。相对于治疗增生性膝关节炎取其调和气血、舒经活络、行气止痛、改善血液循环的功效。

(二)刮痧疗法的作用机制

1. 中医学理论

(1)祛除邪气，疏通经络：通过刮拭病人皮肤，使皮肤出现充血现象，腠理得以开泄，可以将充斥体表病灶、经络、穴位处的各种邪气由皮毛通达于外，从而疏通经络、穴位，使其得以通畅。

(2)调和气血，改善脏腑功能：当气血凝滞或经脉空虚时，通过刮拭刺激，可鼓动经脉气血，濡养脏腑组织器官，同时使虚衰的脏腑功能得以振奋，鼓舞正气，加强驱除病邪之力。

2. 现代医学理论

(1)促进新陈代谢：刮痧会使血液和淋巴液的循环增强，使肌肉和末梢神经得到充分的营养，从而促进全身新陈代谢。

(2)解痉止痛：通过对局部皮肤的反复刮拭，可解除局部肌肉痉挛、紧张，消除疼痛。

(3)增强人体防御功能：刮痧直接刺激末梢神经，可调节神经、内分泌系统，对细胞免疫力具有增强作用，从而增强病人的抗病能力。

(4)改善局部血液循环：刮痧可使局部组织新陈代谢旺盛，营养状况改善，血管的紧张度及黏膜的渗透性改变，淋巴循环加速，细胞吞噬作用增强。刮痧所致的瘀血，导致自家溶血现象。自家溶血是一种良性刺激，不但可以刺激免疫机能，使之得到调整，还可以通过向心性神经作用于大脑皮层，继续起到调节大脑的兴奋与抑制过程及内分泌的平衡。整个反应过程在对正常生理无异常影响的情况下，使机体的防御应激能力增强，病理过程好转，甚或完全抑制病理过程。

(三)刮痧疗法的常用器具与介质

1.刮痧器具

硬币、蚌壳、铜勺柄、瓷碗、药匙、特制刮痧板等。现多用特制刮痧板，多由水牛角制作。

2.刮痧介质

为了减少刮痧时的阻力，避免皮肤损伤和增强疗效，在刮痧时常选用适当的润滑剂、活血剂作为介质。

(1)水剂：常用冷开水，在发热时可用温开水。

(2)油剂：常用的有芝麻油、菜籽油、大豆油等。

(3)活血剂：采用天然植物经提炼浓缩调配而成。具有活血化瘀、促进血液循环、扩张毛细血管、利于所出瘀块的吸收且无毒副作用。因此，不仅具有润滑作用且有辅助治疗和缩短疗程作用。现多用刮痧油、正红花油等。

（四）刮痧的操作方法

1.刮痧的方法分类

刮痧法有直接刮法和间接刮法两种。

直接刮法是运用刮痧板、铜钱、瓷匙等器具蘸刮痧介质后，在患者体表的特定穴位直接反复刮动、摩擦，使皮肤发红、充血，呈现出一片片紫红色或暗紫色斑点，直接刮法作用直接、刺激量大，适于体质壮者、实证。是刮痧法中最常用的一种方法。

间接刮法是先在要刮部位上放一层薄布类物品，然后再用刮痧工具在布上进行刮痧，此法称为间接刮痧法。除具有刮痧功效外，还具有保护皮肤的作用。一般不用于增生性膝关节炎的治疗。

2.刮痧的角度

刮痧的方法按其角度分为平刮、竖刮、斜刮、角刮等。

平刮是用刮痧板的平边着力于皮肤上，按一定方向进行较大面积平行刮摩。

竖刮是用刮痧板的平边倾斜着力于皮肤上用力刮摩。

角刮是用刮痧板的边角着力于皮肤上，进行小面积的刮摩。

3.增生性膝关节炎的刮痧部位

刮患侧膝部前侧、内外膝眼、膝部内侧、膝部后侧、膝部外侧、椎旁、臀部等。

4. 刮痧的方法

取仰卧位、侧卧位或俯卧位，充分暴露刮痧部位，局部常规消毒后，在施术处涂抹刮痧油，将刮痧板的平面朝下朝外，以45°角沿一定方向刮摩，切不可成推、削之势。用力要均匀、适中，由轻渐重，不可忽轻忽重，以能耐受为度，刮拭面尽量拉长。刮痧顺序先膝上部、膝下部、膝内侧、膝后部、膝外侧。刮拭膝关节前面部(足阳明胃经经过膝关节前面部分)，膝关节以上部分从伏兔经阴市至梁丘，膝关节以下部分从犊鼻至三里，从上向下刮拭；刮拭膝眼，先用刮板的棱角点按刮拭双膝眼，由里向外宜先点按深陷，然后向外刮出或在局部拔罐后再刮拭；刮拭膝关节内侧部(足太阴脾经经过膝关节内侧部，也可兼顾足厥阴经、足少阴经)，刮拭穴位有血海、曲泉、阴陵泉等；刮拭膝关节后面部(足太阳膀胱经经过膝关节后侧部分)，刮拭穴位有殷门、委中、委阳、承山等；刮拭膝关节外侧部(足少阳胆经经过膝关节外侧部分)，刮拭穴位有风市、阳关、阳陵泉等。

刮摩方法自上而下，由内到外依次进行，一边刮拭，一边蘸油。直至皮肤出现红色斑点、瘀斑，刮完一处，再刮另一处，不要无序地东刮一下，西刮一下。初次刮痧，不可一味强求出痧。刮完后，擦干油渍。

5. 刮痧补泻

以轻柔和缓的手法短时间刺激施术部位，对皮肤、肌肉、细胞有兴奋作用的手法称为"补法"。以强烈有力的手法长时间刺激施术部位，对皮肤肌肉组织有抑制作用的手法称为"泻法"。介于"补法"与"泻法"二者之间的手法称为"平法"。临床上多采用"平法"治疗增生性膝关节炎。

6. 刮痧时间

每个部位刮 20 次左右，以病人能耐受、出痧为度；每次刮治 20~30 分钟，3~6 天刮 1 次（以痧斑完全消失为准），3~5 次为 1 个疗程。

（五）注意事项

（1）膝关节结构复杂，刮痧时宜用刮板棱角刮拭，以便掌握刮痧正确的部位、方向，而不至于损伤关节。

（2）膝关节积水患者，不宜局部刮痧，可选用远端部位或穴位刮拭。

（3）膝关节后方及下端刮痧时易起痧疱，疱起时宜轻刮或遇曲张之静脉可改变方向，由下向上刮，整个膝关节可用掌拍法。

（六）禁忌证

（1）对刮痧恐惧或过敏者。

（2）拟刮痧部位有传染性皮肤病，疖肿、痈疮、瘢痕、溃烂者。

（3）增生性膝关节炎伴有出血倾向疾病者。

（4）孕妇腰骶部禁止刮摩。

（5）增生性膝关节炎合并心衰、肝功能衰竭、肝硬化腹水者。

九、拔罐法

以罐为工具，用燃火、抽气等方法，排除罐内空气，使之产生负压，吸附于施术部位，使局部造成瘀血现象，而达到治病目的一种治疗方法。治疗增生性膝关节炎多用闪火法玻璃火罐治疗，作为针刺等治疗本病的一种辅助治疗。

1. 治疗作用

拔罐具有温经通络、行气活血、消肿止痛的作用，其机制如下。

(1)温热作用：火罐的温热效应可使局部血管扩张、血液循环加快，有利于营养物质的供应及炎症产物的消除，可产生消肿止痛等功效。

(2)负压作用：火罐的负压作用使局部皮下瘀血、红细胞受到破坏而产生自身溶血反应，而产生类组胺性物质，对局部及整个人体均为一种良性刺激，对增生性膝关节炎产生一种良性的调节作用。

2. 治疗方法

用止血钳夹取97%的酒精棉球一个，点燃后，在适宜型号的玻璃火罐绕1~3圈，将火退出，迅速将罐扣在选定部位，即可吸附于皮肤上(如图9-1)，肌肉丰厚处，可用中号罐，内外膝眼等肌肉薄弱处，可用小号罐，约10分钟左右罐内皮肤变紫或变红，针刺患者，可有瘀血拔出，用食指按压罐口皮肤，使罐内进入一定空气，负压解除，将罐取下，男病人时间可长些，一般10~15分钟，女病人时间可短些，一般不超过10分钟，时间过短，影响疗效，时间过长，可出现水疱、血疱，不好护理，影响治疗，隔日治疗 1 次，10 次为 1 个疗程。

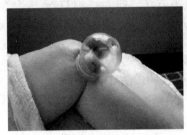 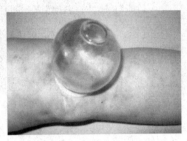

图 9-1　拔火罐

3. 禁忌证

皮肤有过敏、溃疡、水肿及大血管分布部位，不宜拔罐，高热抽搐者，以及孕妇腰骶部位亦不宜拔罐。

十、加压包扎

取仰卧位，助手托住患肢脚跟部将患肢抬高约 40°，医者将棉垫包绕在膝关节周围，其范围超过膝关节上下各 10cm，用弹力绷带均匀上下缠绕包扎，松紧适度。包扎后保持足背动脉搏动良好及下肢浅静脉正常充盈，包扎期间，应卧床休息，或做功能锻炼。

（刘海华）

十一、膝关节器械

膝关节器械是王世峰老师发明的并获得外观设计专利，用于控制并旋转髌骨从而松解周围软组织粘连，缓解紧张、痉挛，用以治疗膝部病变的器械。

1. 膝关节器械的结构

膝关节器械是根据螺丝扳手结构特点设计的，两根支撑柱的顶端附着两个半圆型的卡槽，两根支撑柱的下端连一条六角形的滑道，滑道上方连接一条螺丝，螺丝的另一头安装有摇柄，当摇柄左右旋转时就可以控制两个柱头上的半圆卡槽的松紧度而卡住髌骨。

2. 作用机制

膝关节器械夹住髌骨，并根据紧张、粘连、活动受限的方向、程度确定治疗的方向、程度，通过手法内外、上下、旋转等活动，用以松解股四头肌、股四头肌腱、内外侧支持带、内外侧副韧带、髌下韧带等的粘连，缓解髌周的紧张、痉挛，解除膝关节活动偏歪、受限等，恢复髌骨力的平衡，使之恢复正常的活动范围，从而达到治疗目的。

3. 主治

增生性膝关节炎、髌骨软化症、膝关节急慢性滑囊炎、髌下脂肪垫损伤、膝关节冷痛、膝部术后的锻炼等。

4. 膝关节器械使用方法

患者端坐于医者左前方凳子上，与医者成 90 度角，将患侧腘窝放于医者膝盖上，患肢充分放松，首先做伸曲活动，查看弯曲、伸直状态下髌骨的位置是否有偏高、偏低，可测知上下肌肉、韧带的紧张、粘连程度，用以评估是股四头肌的问题还是髌下韧带问题，然后医者双手拇指将患者髌骨向上下、左右等四个方向推动，以判断病变的方向，各个方向紧张的程度，以判断病变的程度，增生性膝关节炎多有多个方向的紧张、痉挛、粘连、活动受限。治疗时患膝垫四层毛巾以保护髌骨，膝关节器械半圆卡槽卡住患侧髌骨，转动摇柄使膝关节器械牢固的卡住髌骨，不可太松太紧，太松卡不住髌骨，太紧卡得疼痛，然后向紧张、粘连方向来回扳动，幅度、力量由小变大，以患者能忍受为度，如紧张、粘连较轻，扳动数次即可，紧张、粘连较重，则应反复扳动多次，直至充分松解，多个方向受累，多个方向扳动，如向内侧扳动，向外侧扳动，最后再左右旋转，解除剩余紧张、粘连，直至完全松解，患者顿感轻松、活动灵活，如治疗过程中膝关节器械松动、脱落，则应重新卡住，再继续治疗。如膝关节疼痛较重，不可急于求成，可一次消除部分紧张、粘连，循序渐进，通过数次扳动治疗，逐渐到位，也可配合其他器具、手法。双侧膝关节病变，依次治疗，每日 1 次，7 次为 1 个疗程。

5. 注意事项

(1)膝部要垫毛巾，以保护髌骨。

(2)治疗要循序渐进，不要急于求成，尤其疼痛较重、年龄较大者。

(3)正确掌握膝关节器械的使用方法。

（王世峰）

第十章　推拿

　　推拿是通过手法作用于人体体表的特定部位，以调节机体的生理、病理状况，达到治疗疾病的目的。推拿具有活血化瘀、舒筋活络、祛湿消肿、松解粘连、滑利关节、解痉止痛的作用，对于增生性膝关节炎疗效较好，患者乐于接受，尤其是畏针者，适当的推拿手法，可促进肢体组织活动、气血流动，肢体关节的被动运动，能将紧张或痉挛的肌肉拉长，使紧张、痉挛的肌肉放松，能提高膝部的痛阈，阻断了疼痛、紧张痉挛的恶性循环。能调节肌肉的收缩和舒张，使组织间压力得到调节，以促进损伤组织周围的血液循环，增加血液灌流量，使局部温度升高，从而达到活血化瘀、祛瘀生新的作用。能促进损伤组织的修复，促进因损伤而引起水肿、炎症的吸收和软组织粘连的松解。对于增生性膝关节炎急性无菌性炎症期，肌肉紧张、痉挛，局部疼痛较重，宜用轻柔和缓手法治疗，以舒筋活血、通络止痛，改善局部的血液循环，加速炎性水肿、渗出物的吸收。对于慢性病久患者，多不同程度地存在肌肉、肌腱、韧带的粘连，可用较重的手法，以松解粘连、滑利关节，促进膝关节功能活动的恢复。

一、推拿的基本手法

推法

推法是用指、掌或肘在体表以直线或反复照着同一方向运行的手法，用指称为指推，用掌称为掌推，用肘称为肘推(图 10–1)。

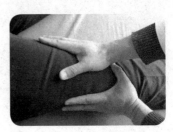

图 10–1　推法

推法常沿着肢体的经络走行、淋巴管、血管、肌肉运行，能提高肌肉的兴奋性，促进血液循环，并且有舒筋活络的作用，为治疗增生性膝关节炎的常用手法，一般多作为增生性膝关节炎推拿治疗的开始准备手法，方向多从下往上，操作时指、掌、肘要紧贴体表，用力要稳，速度要缓慢而均匀。

擦法

擦法是用手掌的大鱼际、小鱼际、掌根附着在体表一定部位，进行直线来回摩擦，本法来回运力要均匀，压力要适当，动作要

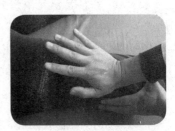

图 10–2　擦法

均匀连续，频率一般为每分钟 100~120 次(图 10–2)。擦法具有温经通络、行气活血、消肿止痛的作用，是一种柔和温热的刺激，也多作为增生性膝关节炎

推拿治疗的开始准备手法，为治疗增生性膝关节炎所常用。

搓法

搓法是用双手掌面挟住一定肢体部位，相对用力，作快速操搓，同时作上下往返移动。搓法双手用力要对称，搓动要快，移动

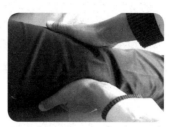

图 10-3　搓法

要慢，具有调活气血、舒经通络的作用，一般多作为增生性膝关节炎推拿治疗的结束手法(图 10-3)。

𢱢法

𢱢法是由腕关节的伸屈运动和前臂的旋转运动复合而成，伸屈腕关节是以第二到第四掌指关节背侧为轴来完成的，前臂

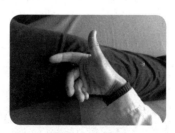

图 10-4　𢱢法

的旋转运动是以手臂的尺侧为轴来完成的，以手臂的四五掌指关节及掌骨远端为着力点，拇指自然伸直，食指微曲，其他三指自然屈曲进行滚动，向手的背侧滚到最大幅度时，掌心向上，腕关节屈曲45°，向手的掌侧滚回最大限度时，掌心朝内，以

小鱼际面为附着点，腕关节与前臂保持中立位。㨰法操作时，每次来回运动，手背的着力点要吸定皮肤，不可来回滑动摩擦，频率为 120~160 次 / 分。㨰法具有舒筋活血，滑利关节，缓解肌肉、韧带紧张、痉挛，增进肌肉、韧带活动能力，促进血液循环的作用，是治疗膝部疼痛、肿胀最常用的手法之一(图 10-4)。

揉法　　揉法是用手掌大鱼际、小鱼际、掌根或手指罗纹面吸定于治疗点作旋转或来回方向操作的手法，分为掌揉法、指揉法(图

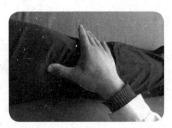

图 10-5　揉法

10-5)。掌揉法是用大、小鱼际或掌根吸定于一定部位或穴位上，腕部放松，以肘部为支点，前臂作主动摆动，带动腕部作轻柔缓和的摆动；指揉法是用手指罗纹面吸定于一定部位或穴位上，腕部放松，以肘部为支点，前臂作主动摆动。此外，还有肘部揉法和前臂揉法，在膝部较少运用。揉法具有活血化瘀、消肿止痛的作用，为膝部疼痛、肿胀最常用的方法。

一指禅法

一指禅法是用大拇指指端、罗纹面或偏峰着力于一定部位或穴位上、压痛点，腕部放松、沉肩、垂肘、悬腕，肘关节略

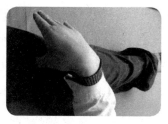

图 10-6 一指禅法

低于手腕，以肘部为支点，前臂作主动摆动，带动腕部摆动和拇指关节作伸展活动。操作时，产生的力持续地作用于治疗部位上，压力、频率、摆动幅度要均匀，动作要灵活，频率为每分钟 120~160 次。一指禅渗透力大，具有舒筋活络、调和营卫、祛瘀消肿的作用，适于增生性膝关节炎的腧穴、压痛点的治疗(图 10-6)。

拿法

拿法是用大拇指和食、中两指或用大拇指和其余四指作相对用力，在一定部位和穴位上进行节律性提捏(图 10-7)，力量

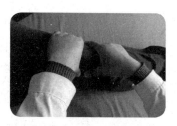

图 10-7 拿法

要由轻到重，动作要缓和而有连贯性。拿法具有祛风散寒、活血化瘀、舒筋通络的作用，为增生性膝关节炎患者的辅助治疗方法。

点法 点法是用拇指端或指腹为着力点，直压于特定部位或穴位，使治疗点产生较强的酸胀痛感。点法除具有放松肌肉、疏通经络、活血化瘀的作用外，还具有腧穴的调节作用，为治疗增生性膝关节炎的常用手法，多用于腧穴、压痛点的治疗。

按法 按法是用拇指端、指腹、掌根等为着力点，按压于特定部位或穴位，使局部产生得气感。按法操作时着力点要紧贴体表，不可移动，用力要由轻到重。按法有舒筋活络、活血化瘀的作用，多作为膝部肿痛治疗的辅助手法。按法与点法相比，着力点比较大，但刺激性较小。

弹筋法 弹筋法是用拇指与食指或食、中指相对拿住肌肉或肌腱，在上提过程中使肌肉、肌腱从手中迅速滑脱，每个部位弹筋一般2~4次，弹筋法具有解痉止痛、放松肌肉的作用，适于膝后部内、外缘的治疗。

弹拨法 弹拨法是用拇指或拇、食指在与肌肉、肌腱垂直方向上对肌肉、肌腱作节律性拨动，使肌肉、肌腱产生节律性振动，拨动幅度不宜大，频率为 80~200 次 / 分。弹拨法具有松解肌肉粘连、解痉镇痛的作用，适于膝部髌韧带与脂肪垫粘连者。

摩法

摩法是在体表以曲线形式反复运行的手法，分为掌摩、指摩两种。掌摩法是用掌面附于一定部位上，以腕关节为中点，连同前臂作节律性环旋运动。指摩是用食、中、无名指面附于一定部位上，以腕关节为中心，连同掌、指做节律性的环旋运动。摩法绵柔和缓、刺激较弱，具有消肿止痛、祛风胜湿的作用，为增生性膝关节炎的辅助手法。

二、活动膝部手法

伸膝法

患者俯卧，健腿伸直，患腿髌骨处垫以软枕。术者一手按患者大腿后面固定，另一手按于踝部后上方缓力推压小腿 10~20

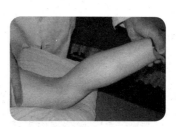

图 10-8　伸膝法

次，使膝关节伸直，此法用于膝关节伸展功能障碍者(图 10-8)。

屈膝法

患者坐于床上，将两小腿垂放于床边，患肢腘窝处垫以软枕，医者一手固定患肢膝上，另一手握患侧踝

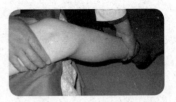

图 10-9　屈膝法

部将小腿向后侧方向缓力推压 10~20 次（图 10-9），此法用于膝关节屈曲障碍者。

摇膝法

患者俯卧屈膝，医者一手放置患肢大腿后下端固定，另一手握住踝部，将小腿作顺逆方向的环转 10~20 次

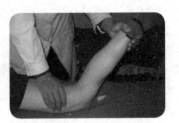

图 10-10　摇膝法

（图 10-10）。此法用于膝部扭伤及轻度功能障碍的病症。

按揉髌骨

患者仰卧或坐于治疗床上，患膝放松，医者拇指罗纹及食指曲成弓形，拿捏或按揉髌骨及周缘 30~50 次（图 10-11）。此法适

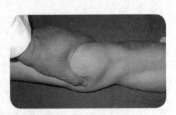

图 10-11　按揉髌骨

于膝部肿痛及髌骨粘连者。

旋髌法 患者仰卧或坐于治疗床上，患肢伸直放松，医者一手五指端拿住患肢髌骨周缘，作顺逆方向各环转 30~50 次。幅度由小到大，适于髌骨周缘粘连等活动度减少者，多用于髌骨软化症、增生性膝关节炎、内外支持带损伤、半月板损伤等。

抓髌法 取仰卧位，术者五指分开抓住髌骨周缘，垂直用力捏起，反复抓提数十次，适于髌骨周缘粘连等活动度减少者(图 10-12)。

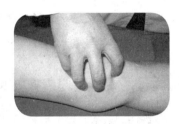

图 10-12　抓髌法

搓髌 患者仰卧或坐于治疗床上，患肢伸直放松，医者双手尺侧在患侧髌骨上下极或内外两侧搓动 30~50 次(图 10-13)。此法适于髌骨周缘疼痛及

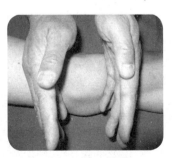

图 10-13　搓髌

粘连者，多用于髌骨软化症、增生性膝关节炎、内外支持带损伤等。

掐揉髌骨

患者仰卧或坐于治疗床上，患膝放松呈半曲位，医者用拇指在髌骨下缘压痛点处，向内上方掐揉2~3分钟(图10-14)。

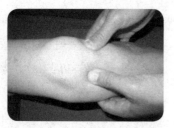

图 10-14　掐揉髌骨

此法适于髌骨下脂肪垫损伤、髌骨软化、增生性膝关节炎、髌骨滑囊炎等症。

振犊鼻

患者仰卧或坐于治疗床上，患膝放松微曲，医者右掌尺侧放于髌韧带上，作高频摆动2~3分钟(图10-15)。此法适于股四头肌劳

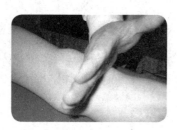

图 10-15　振犊鼻

损、髌下滑囊炎、增生性膝关节炎、膝关节风湿等症。

三、注意事项

(1)有菌性炎症的急性期，如化脓性膝关节炎、结核性膝关节炎等禁用推拿疗法。

(2)膝部及膝周有良、恶性肿瘤，禁用推拿疗法，以防出现骨折。

（3）严重骨质疏松或伴严重的内科病，慎用推拿疗法，以防出现并发症。

（4）膝部或膝周有金属固定，慎用推拿疗法，以防损伤软组织。

（5）极度疲乏、饥饿、饮酒后和病程已久、体力衰弱慎用推拿手法。

（6）重症、疼痛较重患者用轻手法，较轻患者或疼痛不重、粘连较重患者用重手法。

（翟勇）

第十一章　功能锻炼及预防

　　功能锻炼是运用肢体的功能活动促进肢体功能康复，用来防治疾病的一种方法，功能锻炼可加速增生性膝关节炎的康复，治愈之后又防止复发。

一、功能锻炼的作用

　　骨、关节的运动是靠肌肉的收缩、舒张来完成的，肌肉牵拉的方向决定骨、关节运动的方向，其牵拉力的大小决定着活动程度，增生性膝关节炎都伴有肌肉萎缩、膝部力平衡失调，其功能锻炼，可保护、稳定膝部，纠正膝部结构的改变，缓解肌紧张、肌痉挛，改善血液循环，促进新陈代谢，加速炎症的消散吸收，预防粘连，部分较轻患者，通过功能锻炼可获得痊愈，较重者，也有不同程度的帮助。

1.缓解股四头肌萎缩、恢复膝部力平衡

　　股四头肌萎缩，膝部力不平衡，肌肉、肌腱长期过度牵拉，局部应力过大是增生性膝关节炎产生的主要原因，患者的主动功能锻炼，锻炼了股四头肌的力量，缓解、甚至解除了股四头

肌萎缩，使膝部力平衡不同程度的恢复，过度牵拉、局部高应力得到缓解，不同程度消除骨质增生产生的原因，对增生性膝关节炎有不同程度的治疗作用。

2. 缓解肌肉紧张、痉挛

增生性膝关节炎打破膝部周围力的平衡，某一方向长期的活动，或持续某一姿势，使一部分肌肉长期用力得不到休息，肌纤维因过劳而损伤，未损伤的肌纤维需更大的力量代偿损伤部位功能，其对损伤部位的保护也需付出更大的力量，这样就形成了肌紧张，甚则肌痉挛，尤其是膝内部肌群，较长期的肌紧张、痉挛，可使肌纤维进一步损伤，使膝痛症状加重，还能增大膝部负荷，膝部的功能锻炼，使膝部周围肌肉舒缩有序，肌肉放松，肌紧张、痉挛有所缓解，降低膝部的负荷。

3. 改善血液循环、增强新陈代谢

增生性膝关节炎的损伤可产生炎性致痛物质，肌肉紧张、痉挛，因肌肉缺血引起代谢产物蓄积，均可使膝部疼痛等症状加重。膝部的功能锻炼，增加了膝部的活动，通过肌肉的收缩、舒张，增加了局部的血流量，促进了血液循环，稀释并带走致痛物质和代谢产物，增强了膝部的新陈代谢。

4. 减轻或纠正膝部的异常改变

增生性膝关节炎改变了膝部的固有结构，机体的保护性反应也使膝部的形态结构发生改变，可出现内、外翻，膝部的功能锻炼，使膝部各个方向都得到活动，对于某一方面的病理改变有所缓解。锻炼的过程，也是力平衡逐渐恢复的过程，由于

力平衡的逐渐恢复，膝部形态、结构也逐渐恢复，由于多个方向的活动，力的大小适宜，其恢复的过程是良性的，不会出现新的不良改变。

5. 纠正膝部不良的习惯姿势

增生性膝关节炎多由于膝部不良习惯姿势的慢性损伤引起，膝部的功能锻炼，各个方向均都能得到锻炼，一开始是患者的被动运动，或自主运动，自主纠正，逐渐过渡到其不由自主的活动和纠正，成为日常生活中的一部分，不同程度地改变生活中的不良习惯，纠正其不良姿势，改善了膝部的功能活动。

6. 舒筋活络、濡养筋脉关节

增生性膝关节炎局部因损伤而产生离经之血，瘀血内停，新血则不达，气血不充，筋脉失养则拘挛疼痛。膝部的功能锻炼，一方面可促使血液运行，祛瘀生新，舒筋活络，另一方面血运充足，筋脉得养，利于缓解拘挛疼痛，使关节滑利，屈伸灵活。

7. 减轻或消除无菌性炎症

增生性膝关节炎局部形成无菌性炎症。膝部功能锻炼使膝部活动度增加，代谢旺盛，水肿、炎症加速外排，持之以恒的功能锻炼可不同程度地减轻或消除局部的无菌性炎症，从而使临床症状有不同程度的缓解。

8. 强身健体，扶正祛邪

增生性膝关节炎因疼痛而不敢活动，不动、少动使肌肉废用性萎缩，机体代谢下降，正气不足，功能锻炼能促进机体气血运行，血液流畅，增强了膝部和机体的体质和抗病力，精血充足，筋骨强健，起到了健身强体，扶助正气，祛除邪气，有病可治，无病可防的作用，有利于膝部功能活动的康复。

二、功能锻炼的原则

增生性膝关节炎因疼痛的程度、位置不同，患者的体质差别，临床表现也轻重不同，其功能锻炼因人而异，一般遵循以下原则。

1. 以主动不负重的活动为主

负重和肥胖是增生性膝关节炎发病原因，其功能锻炼以不负重为原则。

2. 由被动到主动

重症患者，不敢做主动的功能锻炼，需要锻炼者，应先有医生或家人做被动的功能活动，症状缓解后，视情况再做主动的功能锻炼。

3. 力量由轻到重、幅度由小到大

功能锻炼不能一开始就做较重的、大幅度的活动，应视病情和体质情况，先做力量较轻、幅度较小的活动，逐渐增加，再做力量较大，幅度较大的活动。

4. 循序渐进、持之以恒

功能锻炼为增生性膝关节炎的辅助疗法，不可能取得速效或短时间内见效，应该有耐心，循序渐进，持之以恒，贵在坚持，日久即可产生疗效，确有防止复发的作用，有时可取得较好的效果。

三、功能锻炼的方法

1.膝关节功能锻炼的方法

进行肌肉等长收缩练习，以防止肌萎缩。等长肌力训练是一种静力性肌肉收缩训练，可以减轻关节周围肌肉的抑制，提高肌力，具有防止肌肉萎缩、消除肿胀、刺激肌肉、肌腱本体感受器的作用。训练时不需要关节活动，因此比较适合老年人、关节肌力较弱和关节活动过程中有明显疼痛的患者，如仰卧位的直腿抬高训练，不仅增强股四头肌的肌力，而且还增加股二头肌、髋关节内旋及外旋的肌肉力量，增强膝关节的稳定性。

(1)伸膝活动

患者坐于床边或椅子上，将双足平放于地板上，尽量伸直一侧膝关节，并保持伸直位到有酸胀感，再慢慢屈曲膝关节，两腿交替进行，反复 5~10 次，两腿交替进行。或坐位将膝关节伸直绷紧，脚尖朝上，持续 5 秒为 1 次，反复 5~10 次，或直腿抬高法，患者仰卧位，膝关节伸直，嘱患者直腿抬高患肢，使与床面呈 60°~70°，并要求保持该肢位 5 秒，然后腿放下，让股四头肌充分松弛，然后再按上述要求直接抬高，反复练习。

(2)压腿锻炼法

站立，两腿稍分开，在股四头肌不收缩的前提下，尽量将膝关节置于伸直位，然后上身前倾，两上肢伸直，尽量用双手去摸足趾，如此反复。

(3)屈膝活动

患者俯卧位，双下肢平放于床上，将一侧膝关节尽力屈曲，并保持屈曲位有酸胀感，再慢慢伸直膝关节，两腿交替进行，反复 5~10 次。

(4)腘绳肌锻炼

患者仰卧，双下肢平放，将一侧膝关节屈曲尽量贴向胸部，并用手固定大腿，然后逐渐伸直膝关节，当有酸胀感时屈曲膝关节，再慢慢放平。两腿交替进行，反复 5~10 次。

(5)股四头肌锻炼

患者俯卧，双下肢平放，屈曲一侧膝关节并用毛巾环绕同侧踝部，逐渐向臀部尽力牵拉小腿，持续 1~2 分钟，两腿交替进行，反复 5~10 次。

(6)股二头肌训练

患者下肢呈中立位，足后跟往下压，膝关节不能变曲，保持 5 秒钟，放松 5 秒钟。

(7)腓肠肌训练

先让患者把足踝用力跖屈(肢趾向前伸直，脚跟向后拉)，然后足踝呈背屈位(脚趾向后拉，把脚跟向前推)，注意保持膝关节伸直。

以上动作每天 2 次，每次维持约 20 分钟。剂量应根据患者具体情况作相应调整。

2. 膝关节功能锻炼操

(1)**坐位伸膝**　坐在椅子上，将双足平放在地上，然后逐渐将左(右)膝伸直，并保持直腿姿势 5~10 秒钟，再慢慢放下。双腿交替进行，重复练习 10~20 次。

(2)**俯卧屈膝**　俯卧位，双手在眉前交叉，将头部放在手背上，然后将左(右)膝关节逐渐屈膝，尽量靠近臀部，并保持屈膝姿势 5~10 秒钟，再慢慢放下。两腿交替进行。重复练习 10~20 次。

(3)**伸肌锻炼**　仰卧位，将一侧膝关节屈曲尽量贴向胸部，用双手将大腿固定 5~10 秒钟，然后逐渐伸直膝关节，两腿交替进行。重复进行 10~20 次。

(4)**股四头肌锻炼**　俯卧位，将一侧腿屈膝靠向臀部，双手反向握住踝部(或用毛巾环绕踝部)，逐渐将下肢向臀部牵拉，并保持这一姿势 5~10 秒钟，然后放下，双腿交替进行。反复练习 10~20 次。

(5)**推擦大腿**　坐在椅上，双膝屈曲，用两手的掌指面分别附着左(右)腿两旁，然后稍加用力，沿着大腿两侧向膝关节处推擦 10~20 次，双腿交替进行。

(6)**指推小腿**　坐在椅上，双膝屈曲，双腿微分，将两手的虎口分别放在一侧膝盖的内、外侧，然后拇指与其余四指对合用力，沿小腿内、外侧做直线的指推动作尽量至足踝。反复指推 10~20 次，然后换腿重复此动作。

(7)**拳拍膝四周**　坐在椅上，双腿屈曲，双足平放在地板上，并尽量放松双腿，双手半握拳，用左右拳在膝四周轻轻拍打 50 次左右。

(8)**按揉髌骨**　坐在椅子上，双膝屈曲约 90°，双足平放在地板上，将双手掌心分别放在膝关节髌骨上，五指微张开紧贴于髌骨四周，然后稍用力均匀和缓有节奏地按揉髌骨 20~40 次。

以上八节膝关节功能锻炼操，每天、早、晚各做一遍，对防止或减轻增生性膝关节炎有一定作用。

四、注意事项

功能锻炼为治疗增生性膝关节炎较好的辅助疗法，对预防和防止增生性膝关节炎有重要的作用，但方法要得当，力量要适宜，幅度大小与患者的症状、体质相适应，否则不利于增生性膝关节炎的康复，甚者有可能使症状加重，因此，功能锻炼必须注意以下几点。

(1)在急性期疼痛加重，要尽量减少受累关节的活动量，患者可适当卧床休息。

(2)功能锻炼要避免过度劳累，因过劳会刺激关节及周围组织再度炎变，导致病情的复发或加重。

(3)功能锻炼的力量、幅度的大小因人而异，体质较好、症状较轻者力量和幅度大些，年老体弱、症状较重者力量和幅度小些，预防时力量、幅度大些，要求到位，治疗时幅度小些，不一定到位，开始时力量、幅度小些，逐渐增大，直至到位。

(4)功能锻炼要和缓有力，不可过快、过猛，以防症状加重。

(5)要坚持不懈、持之以恒。功能锻炼作为辅助疗法，不可能取得较快的疗效，寄希望短期内练好的可能性不大，要坚持锻炼，持之以恒，使症状在锻炼中逐渐减轻，直至消失。对于预防增生性膝关节炎产生和复发者，更应坚持更长的时间，可作为身体锻炼的重要部分，长期坚持，方可有满意的效果。

(6)功能锻炼过程中，如果某动作使症状加重，应立即停止锻炼该活动，或减小力量、幅度，待症状减轻改善后再锻炼或加重力量、幅度，以防加重病情。

五、增生性膝关节炎的预防

增生性膝关节炎多由于慢性劳损、外伤、受凉、过度肥胖等因素引起，而在工作和生活中，纠正或避免这些因素，可减少、避免增生性膝关节炎的产生、复发。因此要预防增生性膝关节炎的产生需避免膝部突受暴力、慢性损伤、注意保暖、适当减肥等。

(1)不要爬山，少爬楼梯：爬山、爬楼梯过程中应力较大，容易造成膝关节的损伤，使增生性膝关节炎加重或复发，因此要避免爬山，尽量少爬楼梯。

(2)要避免受潮、受寒冷等环境因素刺激：因这些不良的环境因素对膝部关节、肌肉等组织血液循环有不良影响，可引起肌肉紧张、痉挛，诱发炎症的产生，使增生性膝关节炎复发或加重，因此要避免受潮、受凉等因素。

(3)有选择地锻炼：可以用骑脚踏车或游泳取代走路或慢跑，既达到了锻炼的目的，又不会伤及病膝。适当增加户外活动、锻炼，避免引起疼痛的动作，如上下楼梯、爬山、长时间行走等，可骑自行车运动，尽量避免长期卧床休息。

(4)避免长期固定某一姿势工作：如长期固定某一姿势工作的，如蹲位、半蹲位工作、劳动，易缓慢损伤膝部，使增生性膝关节炎产生、复发或加重，确实需要长期固定某一姿势工作，应注意劳动保护，在工作、休息时经常变换一下姿势，以减轻、缓解对膝关节的损伤，增生性膝关节炎患者，应避免蹲位、半蹲位等损伤膝部的工作。

(5)适当补充钙剂：钙剂对增生性膝关节炎有预防和治疗作用，因此增生性膝关节炎患者钙的摄取量应较一般人增加，应进食高钙食品，如多食牛奶、蛋类、豆制品、蔬菜和水果等，必要时要补充钙剂。还要增加多种维生素的摄入，如维生素 A 和 D 等，以增加钙剂的吸收，起到间接补钙的作用。

(6)适度减肥：肥胖患者膝部负荷过大，增生性膝关节炎发病率较高，因此肥胖的患者应适度减肥，通过控制饮食、增加活动量来减轻体重，并且要长期坚持，体重的减少，减轻了膝关节负重，有利本病的预防和恢复。

(7)避免剧烈运动：少做剧烈运动，或剧烈运动前要有充足的思想准备，尽量避免意外暴力作用于膝部，使膝关节遭受外伤，产生或复发增生性膝关节炎。

(8)选择软底鞋：选择橡皮底的鞋子对足部较好，避免走在坚硬的表面上，例如水泥地、木板或无地毯的地板，走路的冲击力作用于膝部，加重了对膝部的损伤，可在脚跟处加护垫，缓冲了对膝关节的冲击，以减轻膝部损伤，也减轻了增生性膝关节炎的产生、复发、加重。

(9)热敷：如果疼痛的比较厉害，可用热敷，也可轮流用热水及冷水泡脚，对减轻症状大有好处，用冰按摩脚底也有帮助。

(10)注意关节的保暖：膝部温暖使血循正常、防止、减轻了疼痛，对膝关节有较好的保护作用，因此应注意保暖，如用护膝、药物护膝等。

（刘海华）

主要参考书

[1] 郭世绂. 临床骨科解剖学. 天津：天津科学技术出版社, 1988.

[2] 李平华. 腰椎间盘突出症的非手术疗法. 北京：中国医药科技出版社, 2011.

[3] 黄强民, 庄小强, 谭树生, 等. 肌筋膜疼痛触发点的诊断与治疗. 南宁：广西科学技术出版社, 2010.

[4] 高树中. 一针疗法. 济南：济南出版社, 2007.

[5] 符中华. 浮针疗法治疗疼痛手册. 北京：人民卫生出版社, 2011.

[6] 邵福元. 颈肩腰腿痛应用检查学. 郑州：河南科学技术出版社, 2002.

[7] 朱汉章. 小针刀疗法. 北京：中国中医药出版社, 1992.

[8] 刘农虞, 刘恒志. 筋针疗法. 北京：人民卫生出版社, 2016.

[9] 李平华, 孟祥俊. 小周天微铍针疗法. 北京：中国医药科技出版社, 2017.